小児在宅歯科医療の手引き

編集　一般社団法人 日本障害者歯科学会 診療ガイドライン作成委員会
協力　公益社団法人 日本小児歯科学会

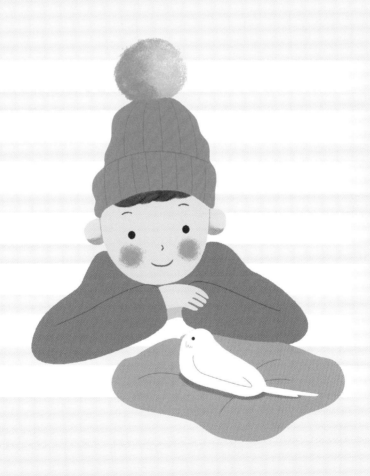

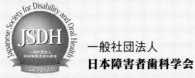

一般社団法人
日本障害者歯科学会

医歯薬出版株式会社

診療ガイドライン作成委員会　第1版　改訂版　作成委員

（第1版　2021年4月1日改訂）

委員長	田村　文誉（日本歯科大学口腔リハビリテーション多摩クリニック）
副委員長	村上　旬平（大阪大学歯学部附属病院障害者歯科治療部）
委員	
	内海　明美（昭和大学歯学部スペシャルニーズ口腔医学講座口腔衛生学部門）
	江草　正彦（岡山大学病院スペシャルニーズ歯科センター）
	遠藤　眞美（日本大学松戸歯学部障害者歯科学講座）
	小笠原　正（松本歯科大学大学院健康増進口腔科学講座）
	小方　清和（東京都立小児総合医療センター小児歯科）
	加藤　篤（愛知県医療療育総合センター中央病院歯科部）
	関野　仁（都立心身障害者口腔保健センター）
	八若　保孝（北海道大学大学院歯学研究科小児・障害者歯科学教室）
	高井　理人（医療法人稲生会生涯医療クリニックさっぽろ）
	山田　裕之（日本歯科大学口腔リハビリテーション多摩クリニック）
外部委員	
	玄　景華（朝日大学歯学部障害者歯科学分野）

はじめに

　我が国の医療は，これまでの予想を覆すほど進歩を続けており，なかでも周産期医療や小児救急医療の発展により周産期死亡率・乳児死亡率の低さは世界一という輝かしいアウトカムを残している．しかしながら，幸いにして生命は守られても，幼い生命に大なり小なりの障害を残すことを私たちは知らなければならず，また同時に保護者の心にも傷を残している．

　ここ数年，「小児在宅医療」が日本医師会を通じて盛んになっており，我々の学会員からも小児在宅医療チームと連携をとっている事例が増加してくるようになった．一方で，在宅療養小児患者の特性を知らず，「依頼をしたら断られた」という保護者からの落胆する意見も同時に耳にしている．

　そこで，日本障害者歯科学会では診療ガイドライン委員会に「小児在宅歯科医療」に関するガイドライン作成を喫緊の課題として依頼し，ごく短期間で本手引き書の発刊に至っている．日本障害者歯科学会では，安全安心の歯科医療を提供することを大前提に多くの活動を行っている．前述の「依頼をしたら断られた」とは，何が原因であったのか，私たちは真剣に議論しなければならない．重症心身障害児だったから？　人工呼吸器装着児だったから？　易感染性だったから？　理由はさまざまであろうが，私たちは子どもたちとその保護者の要望に応えられる歯科医療関係者を増やさなければならない使命がある．本手引き書は，歯科医療関係者の基本的な疑問に応える内容と実践例からなる構成となっている．本手引き書が，多くの子どもたちへの安全安心な歯科医療の一助につながると信じており，未来ある子どもたちとその保護者の笑顔がこれまで以上に増えることを願っている．

　　　　　　　　　　一般社団法人日本障害者歯科学会　2018-2019 年度・2020-2021 年度理事長

　　　　　　　　　　　　　　　　　　　　　　　　　　　　　　　　弘中 祥司

　この度，日本障害者歯科学会は日本小児歯科学会のご協力のもと，「小児在宅歯科医療の手引き」を発行することになりました．在宅で療養している子どもたちには，有病児や重症心身障害児，医療的ケア児がいます．彼らは，歯科とのつながりが希薄です．多くが1歳6か月や3歳児歯科健診を受けられていません．その後も長期にわたり歯科とは関係を持てず，歯科疾患が重症化して初めて歯科を受診することがほとんどです．この手引きは，日本障害者歯科学会会員と日本小児歯科学会会員が地域と連携し，これまで歯科の手が及ばなかった子どもたちへ，広く確実に歯科医療の支援をしていくためのガイドとして作成されました．

　これまで，特別な支援が必要な子どもへの歯科治療は，おもに外来や入院で行われてきました．安全性や衛生環境の面から，それは今後も変わることはないでしょう．しかし多くの場合，う蝕などの歯科疾患が重症化してからの治療となっています．全身麻酔を含め適切に対応できる医療機関は限られていることから，受診の際の混雑は必至であり，常に予約待ち，診療を待機せざるを得ない状況が繰り返されています．

　医科では，NICUやPICUの満床問題から早期に在宅復帰する子どもが増加したことへの対策として，日本医師会が2016年度に「小児在宅ケア委員会」を立ち上げ，小児在宅ケアへの充実が推し進められてきました．在宅で療養する子どもたちが増加する現状や重症心身障害児者の高齢化の問題を踏まえ，歯科でも在宅への対応に乗り出す必要があります．

　これまで行われてきた，重症化したう蝕や歯周病などの歯科治療はもちろん重要です．さらに今後は，重症化する前に「予防」する，といった観点からの取り組みを広げていくことが必須です．そのためには，学会員が地域と連携し，かかりつけ歯科医師を中心としたシステムの構築を図ることが望まれます．

　少産少子のなかで高度医療が必要な子どもが増えている現代において，それぞれの地域・それぞれの医療機関の特徴を生かした小児在宅歯科医療への貢献が求められています．この手引きがその道しるべになれば幸いです．

診療ガイドライン作成委員会委員長

田村 文誉

小児在宅医療の実際と歯科医療に期待すること 小児科医からの提言

島田療育センターはちおうじ　所長

小児科医師　小沢　浩

◆ 小児在宅医療の現状

❶ 医療的ケア児の増加

　日本では，世界に先駆けて少子化，高齢化が進行しつつあります．その速度はすさまじく，65歳以上の高齢化率が26.7％，2065年には38％になることが予測されます．高齢化とともに出生数も減少し，2018年は921,000人でした．日本は，35か国の先進国が加盟するOECD（経済協力開発機構）中，最も低出生体重児が多く，2011年で9.6％が2,500g未満の低出生体重児でした．また，1,500g未満の極低出生体重児が5,000人，1,000g未満の超低出生体重児が年間3,000人生まれています．そして，500gを切る低出生体重児の半数は救命されています．

　2015年WHO（世界保健機関）の国際比較では，新生児1,000人中の死亡者が，世界平均24人のところ，日本0.9人，アメリカ3.9人，イギリス2.9人，ドイツ2.2人と，日本は世界一の救命率です．

　医療技術の進歩によって，救命された多くの子どもたちは，元気に普通に生活できるようになり退院した．しかし一方，医療依存度の高い医療的ケア児が増加しているのです．

　医療的ケア児数は，2006年の9,403人から2015年の17,078人へと約2倍に増加していました．在宅で人工呼吸器を使用している19歳以下の子は，2006年に264人でしたが，2015年には，3,069人と約10倍に増加しています（**図1**）．

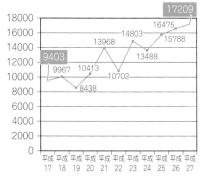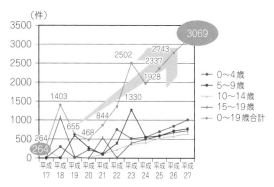

図1　医療的ケア児の10年間の推移（左）と19歳以下の在宅人工呼吸指導管理料算定件数の推移（右）
（埼玉医科大学総合医療センター，奈倉道明先生資料より一部改変）
左：医療的ケア児はこの10年で約2倍に増加．
右：在宅人口呼吸療法を受けている小児患者は10倍に増加．現在の医療的ケア児の人工呼吸器比率は18％．

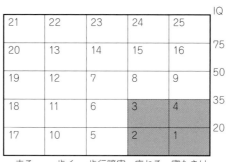

			IQ	
21	22	23	24	25
20	13	14	15	16
19	12	7	8	9
18	11	6	3	4
17	10	5	2	1

走る　　歩く　　歩行障害　座れる　寝たきり

図2　大島の分類

❷ 医療的ケア児の制度的問題

　　医療的ケア児の制度的問題として，日常的に医療的ケアが必要な子どもたちは，制度上，法律上では地域にいない，そのような子どもたちは病院にしかいないとされていたことです．つまり，我が国の障害の概念は，身体，知的，精神，発達障害であり，日常的に医療ケアが必要という概念がありませんでした．したがって，日常的に医療的ケアが必要な子どもをその医療の必要度に応じて支える社会的仕組みが存在しなかったのです．そのことを医師は十分認識できずに，医療的ケア児を病院中心の医療システムのなかで懸命に支えてきました．

　　その日本の障害の概念を変えたのが，2016年に成立した障害者の日常生活及び社会生活を総合的に支援するための法律及び児童福祉法の一部を改正する法律です．この法律では，「地方公共団体は，人工呼吸器を装着している障害児その他の日常生活を営むために医療を要する状態にある障害児が，その身体の状況に応じた適切な保健，医療，福祉その他の関連分野の支援を受けられるよう，保健，医療，福祉その他の関連分野の支援を行う機関との連絡調整を行うための体制の整備に関し，必要な措置を講じるよう努めなければならない.」とされ，ここに初めて，日常生活を営むために医療を要する状態にある障害という概念が法文化されました．

❸ 医療的ケア児のタイプ

　　医療的ケア児には，従来重症心身障害児といわれる寝たきりの子どもと，立ち上がって動ける子どもがいます．

　　重症心身障害児とは，重度の肢体不自由と知的能力障害とが重複した状態です．医学的診断名ではなく，児童福祉の行政上の措置を行うための定義です．重症心身障害児の判断基準となるのは大島の分類であり，運動機能は寝たきりまたは座れる，知的状態は知能指数35未満（大島分類でいう1から4）です（**図2**）．この分類には，医療的ケアや医療機器は加味されていません．そのため，大島分類に医療的ケアを加味した超重症児スコアが生まれましたが，これも運動機能が坐位までになっていて，立ち上がって動ける子どもは対象外となっています．医療的ケア児の約3～4割は立ち上がって動くことができます（2015年埼玉県小児在宅医療患者生活ニーズ調査より）．立ち上がって動ける医療的ケア児は，医療デバイスを不用意に抜去するなど生命の危険があります．そのため密接な見守りなど，より手厚い障害福祉サービスが必要になりますが，医療型の障害福祉サービスが使えないため，今後の整備が求められています．

❹小児在宅歯科医療の役割

　母親は，子どもを宿し，お腹で大きくなる喜びを感じ出産を迎えます．皆が望んでいた「いのち」が誕生したとき，新生児仮死，染色体異常など，さまざまな理由で「障害」という個性を持って生まれることがあります．すべての親が最初から受容できるわけではありません．「なぜ自分の人生に……，とても育てられない」と子どもを障害で覆ってしまうこともあります．精神的にも不安定になることでしょう．その親を責めることなく，親の言葉に耳を傾け，ねぎらい，ほめていく．そして，障害で覆ってしまった子どもが，我が子になるときが訪れます．

　親子の関係において，何よりも優先するのは，愛着形成です．子どもにとっては，必要な要求に応えてくれる人が見守ってくれるという安心感，親にとっては，自分が子どものために応えているという達成感が大切であり，お互いのその感覚が親子の愛着を育みます．

　小児在宅歯科医療では，脱感作，口腔ケア，摂食などのアプローチを親に伝え，親として子どもに関われる支援をしていただき，我々もともに歩んでいきたい．また，外出が困難な親子にとって，在宅で歯科治療を行ってもらえるのは，本当にありがたいことです．

　「食べる」ことは，口から始まる．おいしいものを「食べる」と笑顔になる．笑顔がひろがると幸せになる．「食べる」ことは幸せです．

　小児在宅歯科医療が，親子の幸せづくりに果たす役割は大きく，貴重です．

〈文献〉
1）平成30年度厚生労働省委託事業　在宅医療関連講師人材養成事業—小児を対象とした在宅医療分野—小児在宅医療に関する人材養成講習会．国立研究開発法人国立成育医療研究センター．
2）小方清和，田村文誉，小坂美樹，横山雄士編：子どもの歯科訪問診療実践ガイド　多職種と連携して小児在宅歯科医療をはじめよう．医歯薬出版，東京，2019．
3）小沢　浩：療育施設—主に重症心身障害児について．特集：子どもと家族のメンタルヘルス，小児内科，49（5）：690-693，2017．

目 次

第1章 小児在宅歯科医療の必要性

1—在宅療養児の実態

　日本は少子高齢化が急激に進行しています．総務省が 2019 年 9 月 15 日までにまとめたデータの報告では，65 歳以上の高齢者が人口の 28.4％と，その割合が世界最高に達しました．一方，出生数は減少を続けており，人口 1,000 人比で 7.6 人となりました．このままでいくと 2065 年には，0 ～ 14 歳の子どもの人口は 1,000 万人を割り，現在の半分程度になると推定されています[1]．

　出生数が減少しているなかで，日本は先進国のなかで最も低出生体重児が多く，また新生児の死亡率が低い状況にあります（1,000 人あたり 0.9 人）．そのため以前では救命できなかった命が助かるようになり，その結果，高度医療が必要な子どもが増えているという現実となっています．

　人口動態統計[1] によれば，乳児の出生時平均体重は，この 40 年間で男女とも約 200g 減少しています．出生時体重 2,500g 未満の低出生体重児は 2005 年あたりまで増加傾向にあり，その後は横ばいとなりました．2016 年時点で全出生数に対する低出生体重児の割合は，男児 8.3％，女児 10.6％となっています．

　図 1-1 のように低出生体重児の増加傾向は近年とどまっていますが，依然としてその割合は高く維持しています．低出生体重児では，母胎内での成長が未熟なまま出生するため，神経系，運動系，感覚系，消化器系，等，さまざまな機能に問題が出る可能性もあります．胎児期の低栄養が生活習慣病の素因を作るという FOAD 説（成人病胎児期起源説（fetal origins of adult disease）では，胎児期に長期にわたって低栄養状態になると，出生後の将来，生活習慣病（メタボリックシンドローム）になりやすくなるといわれています．特に，2 型糖尿病や血管障害との関連が強いとされています．出産年齢が高齢化することにより，このような問題が多くなっているのが現状です．

　経管栄養や人工呼吸器などの医療機器によるケアが必要な医療的ケア児は，2016 年に全国で約 18,272 人に達しました[2-4]（東京都は全国の 1/10 相当であるため，約 1,800 人と推計）．医療的ケア児には，寝たきりの重症心身障害児だけでなく，新

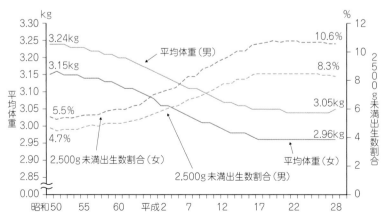

図 1-1　平均体重と低出生体重児出生数割合の年次推移（1975 年～ 2016 年）
平均体重は男女とも近年は横ばい．（厚生労働省[1]）

喀痰吸引（痰の吸引）	経管栄養
筋力の低下などにより，痰の排出が自力では困難な者などに対して，吸引機による痰の吸引を行う．	摂食嚥下の機能に障害があり，口から食事を摂ることができない，または十分な量をとれない場合などに胃や腸までチューブを通し，流動食や栄養剤などを注入する．

①口腔内　②鼻腔内　③気管カニューレ内

④胃ろうまたは腸ろう　⑤経鼻経管栄養

 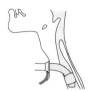 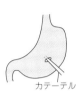

咽頭

カテーテル

教員等による痰の吸引は，咽頭の手前までを限度とする．

教員等による痰の吸引は，気管カニューレ内に限る．カニューレより奥の吸引は気管粘膜の損傷・出血などの危険性がある．

胃ろう・腸ろうの状態に問題がないことおよび鼻からの経管栄養のチューブが正確に胃のなかに挿入されていることの確認は，看護師等が行う．

行為にあたっての留意点

留意点は「社会福祉士及び介護福祉士法の一部を改正する法律の施行について」（平成23年11月11日社援発1111第1号厚生労働省社会・援護局長通知より）

図 1-2　学校における医療的ケアおよび教員等が行うことのできる医療的ケアの内容と範囲
（文部科学省資料[5]より作成）（金子芳洋監修，田村文誉編集，「子どもの食べる機能の障害とハビリテーション」，2021.）

しいタイプの動ける子どもが含まれます．

2016年5月24日に成立・交付・施行された「障害者の日常生活及び社会生活を総合的に支援するための法律及び児童福祉法の一部を改正する法律」により，日本の障害の概念は変化しました．この法律の第56条の6第2項には，「地方公共団体は，人工呼吸器を装着している障害児その他の日常生活を営むために医療を要する状態にある障害児が，その心身の状況に応じた適切な保健，医療，福祉その他の関連分野の支援を受けられるよう，保健，医療，福祉その他の各関連分野の支援を行う機関との連絡調整を行うための体制の整備に関し，必要な措置を講じるよう努めなければならない」と記されています（新設）．これは，身体，知的，精神，発達障害といったそれまでの障害の概念にはなかった，「日常的に医療が必要な状態にある障害」という概念が法文化されたものです．

❶ 医療的ケア児

医療的ケア児の定義にいまだ確立されたものはありません．「医療的ケア」という言葉は，大阪府の自治体文書として，「医療との連携のあり方に関する検討委員会」報告書（1991年）に初めて示されました．医療のみならず学校の場で教育行為の一環として行うことから，「医療ケア」ではなく「医療的

ケア」となったという経緯があります．しかし，学校で行われる経管栄養や痰の吸引，導尿だけでは，在宅医療の対象となる子どもに必要な医療ケアをカバーしきれません．中心静脈ラインの管理，その他の高度な医療技術が必要になることが考えられるため，厚生労働科学研究費補助金，地域医療基盤開発推進研究事業，小児在宅医療を推進するための研究班において，「高度医療依存児」という言葉が用いられています．学校では教員が医療的ケアを行う場面がありますが，医師免許や看護師等の免許を持たない者は2012年度の制度改正により，医行為のうち五つの特定行為に限り，研修を終了し，都道府県知事に認定された場合に，「認定特定行為業務従事者」として一定の条件下で実施できることとなっています（**図1-2**）[5].

五つの特定行為

・口腔内の喀痰吸引　・鼻腔内の喀痰吸引

・気管カニューレ内の喀痰吸引

・胃瘻又は腸瘻による経管栄養　・経鼻経管栄養

❷ 重症心身障害児者

重症心身障害児という名称は行政用語であって医学用語ではありません．法律では，児童福祉法第7

条に定める「児童福祉施設等」のなかで使われています．重症心身障害児の概念は，福祉・医療・教育の分野で類似した捉え方がされていますが，具体的な判定基準は各分野により特徴があります．

❸福祉における重症心身障害児

重症心身障害児は，1963年の厚生省事務次官通達で初めて定義がなされました．その後，1967年の児童福祉法一部改正により初めて法律上の概念として位置づけられ，2012年の児童福祉法の改正において，障害児入所支援の対象として，「知的障害のある児童」及び「肢体不自由のある児童」に並んで，「重度の知的障害及び重度の肢体不自由が重複している児童（以下「重症心身障害児」という）（児童福祉法第7条の2）とされています．

重症心身障害児の評価・診断の判定基準には，現在，「大島の分類」が広く用いられており，区分1～4（IQ 35以下，運動機能が座位までに制限されている状態）が該当します[6, 7]．

❹医療における重症心身障害児

重症心身障害児を医学的にとらえた場合，「ほとんど例外なく中枢神経系の，しかも広汎な障害であるといえる．中枢神経に広汎な障害がある場合とそれによってもたらされる症状は運動と知能の面に限られない，コミュニケーションの障害が生ずるのは当然であるが，運動能力が多少ともよければ行動異常を伴うことがしばしばある」とされています[8]．

中枢神経の生命維持のための機能も障害されていることが多く，呼吸，摂食，循環，排せつ，体温調節，睡眠，生活リズム，成長，免疫等にも異常をきたしやすいです．

❺教育における重症心身障害児

教育分野では，「重度・重複障害児」という呼び方が用いられます．1975年に文部省によりまとめられた「重度・重複障害児」に関する考え方では，「学校教育法施工令第22条の2に規定する障害を2以上あわせ有する者」のほかに，発達的側面からみて「精神発達の遅れが著しく，ほとんど言語を持たず，

自他の意思の交換及び環境への適応が著しく困難であって，日常生活において常時介護を必要とする程度の者」，行動的側面からみて「破壊的行動，多動傾向，異常な習慣，自傷行為，自閉性，その他の問題行動が著しく，常時介護を必要とする程度の者」とされています．重度・重複障害児の「重度」は，医学的定義ではなく教育支援上の困難さを表したものです[9]．

❻超重症心身障害児者

医療技術の進歩により，助からなかった命が助かるようになった一方で，医療機器に依存する子ども達も増加しました．重症心身障害児のなかでも，日常必要とする医療・看護の量が極めて多い，「超重症心身障害児者（超重症児者）」と呼ばれる子どもたちです．医学的管理下に置かなければ呼吸も栄養摂取も困難な状態であり，医療ケアも高度化します．超重症児（者）の場合，大島の分類では医療・看護の質を表しきれないため，その判定には「超重症児スコア」[10]が用いられており，スコア25以上が超重症児（者）と規定されています．その後，超重症児の基準に満たなくても，よりケアが困難な周辺児・者がいることから，準超重症児（者）という概念ができ，その基準としてスコア10以上が追加されています．スコア10というのは，医療的ケアが必須であることを意味します．

2─小児在宅歯科医療の推進

地域の小児科医を中心に小児在宅医療のための多職種連携が広まっており，今後は歯科に対しても，積極的な在宅療養小児の受け入れを求める声が高まると予想されます．現在，在宅での歯科治療，口腔ケアや摂食嚥下機能に関する医療を必要とする子どもの多くが，歯科的支援を受けられていません．そして歯科としても，在宅療養小児に十分な受け皿を用意しているとはいいがたいのです．歯科的支援は成長発育期にある子どもの命を支え，育み，発達を最大限引き出すことを可能にすることから，すべての子どもたちに歯科的な支援を届けるための小児在宅歯科医療の推進が必要です．

また，社会的側面から歯科医療をみた場合にも，小児在宅歯科医療の推進は必要不可欠です．すべての人に口腔の健康を提供するという社会的使命，そして社会のセーフティネットとしての機能を果たすことは，歯科医療への国民の負託に応えることにもなります．また地域社会の一員としての歯科医療は，在宅療養小児とその家族の安定した地域生活を支援する潜在的な能力を持っています．この潜在力を引き出し，当事者と家族に寄り添いながら，連携多職種の一員として小児在宅歯科医療を推進していくことは，地域社会での責任を果たすことにもつながります．いまや社会と地域における在宅療養小児への支援は，歯科医療者に課せられた社会的責務の一つであるといえます．

小児在宅歯科医療の推進にはいくつかの課題があります．当事者家族においては，歯科的支援の必要性の認識不足，ニーズのみえにくさといった課題があり，歯科医療者においては従事者の少なさ，窓口のわかりにくさ，意識改革，専門的知識や技術の取得といった課題があります．

小児在宅歯科診療を推進するには，訪問歯科診療を担う地域の歯科医師を増やすとともに，これらの歯科医療者を有意義につなげる地域の連携ネットワークが必要になります．東京都多摩地区などでは地域の歯科医療機関と歯科医師医会が連携し，地域ぐるみで小児在宅歯科医療の取り組みを始めています．全国各地において，このような地域歯科支援体制を構築していくことが急務です．

今後は研修により，在宅医療が必要な小児の特徴や医療・ケアの方法をはじめとして，全身状態の把握法，無理なく安全に診療する方法，口腔ケア法や摂食機能訓練法などを日本全国に広め，地域の小児在宅医療を担ったり窓口となったりする歯科医師を増やす必要があります．そして窓口となる歯科医師や地域の歯科医師会などと基幹病院との連携を促進する必要があります．小児在宅歯科医療の推進のため，歯科医療職は地域の子どもと家族を取り巻く職種の一つとして，また歯科疾患の処置，口腔ケアや摂食指導を行う専門職種としてその潜在力を発揮することが重要でしょう．

3— 小児在宅歯科医療の実態（これまでの診療実績），求められていること，すべきこと

医学や科学の進歩により，疾患ならびに障害を有する小児が在宅で生活を送ることが可能となってきており，在宅小児患者数が増加しています．人工呼吸器を必要とし，吸引が必要な医療的ケア児が，そのなかに含まれます．厚生労働省は，最近のHP上で医療的ケア児は推計で18,000人を超えると報告しています[11]．しかし，全体数などの詳細は，残念ながらまだ明らかになっていません．彼らは，外出することに大きな「ハンディ」を有しています．そのため，小児在宅医療の必要性が増加しています．

求められる小児在宅歯科医療には，乳歯から後継永久歯への交換時の問題と歯石沈着を含めた歯肉炎の問題が大部分を占めます[12]．口から食事をとることのできない小児でも，歯は交換します．適切な支援がなされないと，歯列に問題が生じます．また，交換期に到達して自然脱落した乳歯の誤嚥の危険性もあります．このようなことから，適切な時期に必要に応じた歯科医師による抜歯が重要になります．

口から食事をとることができない場合，口腔内の自浄作用が減少し，歯石沈着が著明になります．歯石が歯面全体を被覆するようなこともあります（**図1-3**）．歯石の核は細菌です．よって，歯石が歯からはがれ，それを誤嚥すると誤嚥性肺炎の危険性が急激に増加します．また，歯石沈着により歯肉炎が惹起されます．在宅の小児には口唇閉鎖が困難な症例

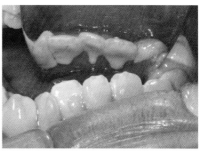

図1-3　舌側歯面全体を被覆している歯石（ミラー像）
歯肉炎も認められます．

が多く、口呼吸もみられます。このような状態では、口腔乾燥を避けられません。口腔乾燥により口腔粘膜の状態が悪化し、歯肉炎を増悪させます。

対応として、歯石除去と口腔衛生指導が重要になります。歯石除去に関しては、除去した歯石が誤嚥されないように、確実な吸引（バキューム）操作を行いながらの歯石除去が必要であり、超音波スケーラーに頼るのではなく、手用スケーラーの応用が重要になります。口腔衛生指導に関しては、歯ブラシによる歯面に付着した汚れの除去を基本として、加えて歯肉のマッサージも実施することで、良好な口腔内を維持する必要があります。この点については、介護による口腔ケアとして家族への的確な口腔清掃指導を行い、我々歯科医師ならびに歯科衛生士がプロフェッショナルケアを定期的に実施していくことが大切です。また、プロフェッショナルケアの際に介助によるケアの評価を行い、その時点での適切な保護者の方への指導も忘れてはなりません。

4 — ライフステージによる変化および配慮など

小児は成長による口腔内状態の変化が著明なため、ここでは各ライフステージでの状態とその対応等をまとめます。ライフステージとして、口腔内の状況を指標とした Hellman の歯齢を用いました。なお、対象小児の成長は一般的に健常小児より遅れる傾向にあることを考慮するべきです。

❶ 無歯期：Hellman Ⅰ A （一般的に誕生〜 6 か月）

まだ乳歯が萌出していない時期であり、基本は経過観察です。水分摂取ならびに栄養摂取が重要となるため、この点を第一に考えて対応します。在宅の小児は、口腔への刺激が減少する傾向にあるため、口腔内の過敏がその後顕著になることが多いといわれています。刺激に対する脱感作のため、ガーゼを指にまいての顎堤の清掃が有効です。しかし、やり過ぎないことが肝要です。

❷ 乳歯萌出期：Hellman Ⅰ C （一般的に 6 か月〜 3 歳）

萌出性嚢胞、萌出性歯肉炎、咬傷などへの配慮が必要です。

経口摂取の場合は、う蝕予防に留意が必要です。口腔清掃が重要となりますが、規則正しい食生活も必要です。在宅の場合、日常の生活リズムは保護者が作るものですから、この点を確実に行いましょう。乳歯列完成期以降も、経口摂取の場合は、う蝕予防が中心となりますが、歯石沈着および歯肉炎への対応も忘れてはなりません。

経管栄養の場合は、う蝕罹患の可能性は減少しますが、口腔内状態に変動が少ないため、歯石沈着や歯肉炎が顕著となり、そのため歯石沈着や歯肉炎への対応が必要となります。歯石除去は歯科医師または歯科衛生士の対応となるため、歯科による定期管理（受診または訪問歯科診療）が重要となります。乳歯列完成期以降も、経管栄養の場合は歯石沈着と歯肉炎への対応が中心となります。

寝たきりのため、乳歯の萌出とともに歯列形態の異常を含めた歯列不正が徐々に顕著になってきます。避けられない状況ですが、口腔清掃をしっかり行うことが重要です。口腔清掃の際に舌や口唇などの機能発達を促す配慮も必要です。また、歯列から逸脱した歯については抜去を考慮します。

開口のままの症例も認められ、口腔乾燥への対応が必要で、保湿を十分に行うようにしましょう。

❸ 乳歯列完成期：Hellman Ⅱ A （一般的に 3 〜 6 歳）

乳歯列および乳歯列咬合が完成する時期ですが、寝たきりの場合は歯列不正が生じ、良好な咬合が獲得できない場合が多く認められます。そのため丁寧で良好な口腔清掃が必要となります。歯石沈着が著明になる時期でもあり、咬合していない乳臼歯では咬合面にまで歯石の沈着が認められることも少なくありません。対応については、基本的に乳歯萌出期のものと概ね同じです。

❹第一大臼歯萌出期および前歯部交換期：Hellman ⅡC（一般的に 6 ～ 8 歳）

1）第一大臼歯萌出期

　第一大臼歯の萌出は，保護者が状況を把握することは困難です．萌出性歯肉炎が生じることがあり，歯肉腫脹や疼痛が生じるため，この時期は小児の変化をよく観察する必要があります．口腔清掃が不十分であれば状態は増悪するので，口腔清掃時に意識して臼歯部をよく磨くようにします．またその際に，舌や口唇などの機能の発達を促すような配慮も必要です．開口が十分に維持できない場合は，歯科医師または歯科衛生士へ対応を依頼します．

2）前歯部交換期

　乳歯と後継永久歯の交換現象が下顎前歯から始まります．下顎前歯は，エスカレーター式交換を示すため，後継永久前歯の萌出が始まっても，乳前歯がすぐに脱落することは多くありません．しかし，いつ脱落するかを確定することはできません．上顎前歯は，エレベーター式交換をするため，乳歯の動揺が著明になってきたら，脱落が間近と考えるべきです．以上のように，交換期に達した乳歯が知らぬ間に自然脱落してしまい，それが口腔内に残存したり，食道や気管へ移動してしまった場合，生命にかかわることも含めて，いろいろな問題が生じます．そのため，交換期の乳歯は抜去したほうがよいといえます．前歯部は，乳歯の動揺を把握しやすいので，状況が把握できれば，対応は困難ではありません．また，動揺を示す乳前歯の周囲は，汚れが停滞しやすいため歯肉炎になりやすく，歯石沈着もみられます．動揺を示す乳歯周囲の丁寧な清掃を，保護者に指導します．その際に，舌や口唇などの機能の発達を促すような配慮も必要です．

❺側方歯群交換期：Hellman ⅢB（一般的に 9 ～ 12 歳）

　側方歯群の乳歯と後継永久歯との交換時期であり，場合によっては，複数の乳歯が一度に著明な動揺を示すことがあります．基本はエレベーター式交換のため，上顎前歯部と同様な対応が必要です．また，乳歯の周囲に後継永久歯が萌出する場合もあります．しかし，前歯部と異なり，直視が困難な部位であり，口腔清掃時に，乳歯の動揺，後継永久歯の萌出などの把握に配慮が必要です．

　この頃から第二次性徴が始まり，第二大臼歯萌出期まで続きます．思春期性歯肉炎は避けられないものであるため，より丁寧な口腔清掃が必要です．出血を恐れないで清掃を行うよう，口腔清掃法の指導が必要となります．その際に，舌や口唇などの機能の発達を促すような配慮も必要です．

❻第二大臼歯萌出期：Hellman ⅢC（一般的に 12 ～ 15 歳）

　第一大臼歯と同様で，より遠心に大臼歯が萌出するため，保護者が状況を把握することは容易ではありません．萌出性歯肉炎が生じることが多いことも留意するべきです．さらに，重症心身障害児の場合，口腔機能の発達が十分でない場合が多く，口腔の理想的な成長を獲得できないため，第二大臼歯が完全萌出せず，途中で萌出が停滞してしまうことがあります．この場合，著明な歯肉炎が惹起されることがありますので注意が必要です．丁寧な口腔清掃が必須であり，舌や口唇などの機能の発達を促すような配慮も必要です．

❼永久歯列期：Hellman ⅢC 以降（一般的に 15 歳～）

　歯石除去を含めた歯周病予防を主体とした口腔清掃が必要です．口腔乾燥がみられる場合は，保湿を中心に対応します．寝たきりのため，歯列不正，歯列形態の異常などがみられます．歯列から逸脱した歯については，口腔清掃を困難にしたり，舌や口唇，頬粘膜への刺激など，いろいろな影響への配慮が必要となるため，抜去の可能性を考慮します．口唇，舌，頬粘膜と歯列の関係をよく把握し，咬傷などへの対応を行います．

第2章 小児在宅歯科医療の期待・展望

　訪問下で診療が必要である小児在宅患者は「重症心身障害児（重症児）や医療的ケア児」が対象となります。「障害児の診療を行った経験がないにもかかわらず、訪問下で重症児や医療的ケア児の診療を行うことはとてもできない、考えたこともない」と、受け入れない歯科医療従事者（歯科医師・歯科衛生士）が大多数です。東京都多摩地区の 20 歯科医師会会員 1,806 名に対し、小児在宅歯科医療について行ったアンケート調査[1] によると、59％の歯科医師は小児在宅歯科医療を今後も行う予定はないと回答しています。理由として、「専門的な知識がない」「診療に抵抗がある」「専門病院に紹介する」などでした（**図 2-1**）。重症児（者）の歯科診療は、多くは歯科大学病院や総合病院で経験しますが、約 4 割の歯科医師が 30 歳以前に診療所勤務となり、重症児（者）と接する機会が極端に少ない状況です。厚生労働省による 2016 年の医師・歯科医師・薬剤師調査の概況[2] によると、全国の 29 歳未満の歯科医師のうち、病院勤務の歯科医師は 58.5％、30 代の歯科医師では 22.7％と激減し、30 代の医師の 90.4％が病院勤務であることに比べ、極めて低い割合です（**図 2-2**）。これは、歯科医師を受け入れる側の歯科大学病院や総合病院のキャパシティが少なく、小人数しか受け入れられないことに起因します。現在ま

で診療所勤務の歯科医師は増加傾向にあり、今のところ解決策はありません。前出の多摩地区歯科医師会のアンケート調査で、重症児（者）への訪問歯科診療を行っている歯科医師は 5％と、高齢者と比べ極めて少ないですが、31％の歯科医師は小児在宅歯科医療に興味を持っていると回答しており（**図 2-1**）、小児歯科や障害者歯科が専門ではない歯科医療従事者を、いかに地域の小児在宅歯科医療へ導くかが重要なポイントとなります。

1—地域の歯科診療所が行う小児在宅歯科医療

　多くの歯科医療従事者は「小児在宅患者を訪問して一体何を行うのか？」と疑問に思っています。在宅人工呼吸器管理を行っている小児を対象としたアンケート調査[3] で、歯科受診の主訴は口腔ケア（25.9％）、乳歯の動揺（22.2％）、萌出、歯列の問題（18.5％）、歯石沈着（11.1％）、歯の変色・う蝕（11.1％）の順でした（**図 2-3**）。この結果から考えると、小児在宅歯科医療におけるニーズは、口腔内診査（萌出歯の状態、乳歯の動揺、歯石沈着、う蝕の有無）を行い、口腔ケアを行うことです。口腔内診査は、歯科医療の基本であり、歯科医療従事者で

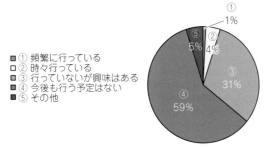

■ ① 頻繁に行っている
■ ② 時々行っている
■ ③ 行っていないが興味はある
■ ④ 今後も行う予定はない
■ ⑤ その他

図 2-1　重症児への訪問歯科診療について
　多摩地区の 20 歯科医師会会員 1,806 名に対しアンケートを依頼（2016 年 7 月実施）

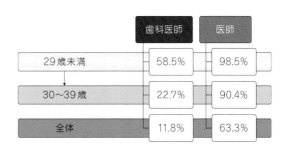

図 2-2　病院勤務の歯科医師・医師の割合
　（厚生労働省：平成 28 年（2016 年）医師・歯科医師・薬剤師調査の概況）

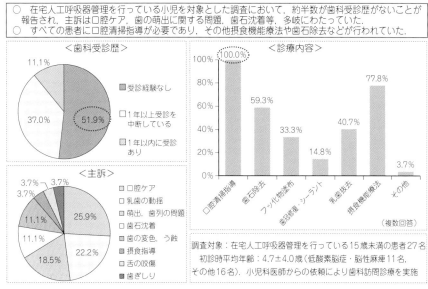

○　在宅人工呼吸器管理を行っている小児を対象とした調査において，約半数が歯科受診歴がないことが報告され，主訴は口腔ケア，歯の萌出に関する問題，歯石沈着等，多岐にわたっていた．
○　すべての患者に口腔清掃指導が必要であり，その他摂食機能療法や歯石除去などが行われていた．

＜歯科受診歴＞
- 受診経験なし
- 1年以上受診を中断している
- 1年以内に受診あり

11.1%　37.0%　51.9%

＜主訴＞
- 口腔ケア
- 乳歯の動揺
- 萌出，歯列の問題
- 歯石沈着
- 歯の変色，う蝕
- 摂食指導
- 舌の咬傷
- 歯ぎしり

3.7%　3.7%　3.7%　11.1%　11.1%　18.5%　22.2%　25.9%

＜診療内容＞
- 口腔清掃指導 100.0%
- 歯石除去 59.3%
- フッ化物塗布 33.3%
- 歯冠修復・シーラント 14.8%
- 乳歯抜去 40.7%
- 摂食機能療法 77.8%
- その他 3.7%

（複数回答）

調査対象：在宅人工呼吸器管理を行っている15歳未満の患者27名
初診時平均年齢：4.7±4.0歳（低酸素脳症・脳性麻痺11名，その他16名）．小児科医師からの依頼により歯科訪問診療を実施

図2-3　在宅重症児の歯科診療のニーズ〈2017年11月・中医協資料（データは高井ほか，2017.[3]）〉

あれば，その全員がプロフェッショナルです．「歯を削る」ことを念頭に置くことが多い歯科医師にとっては，小児在宅歯科医療を困難と考える傾向にあります．「積極的な歯の治療」を行うことが決してよいわけではないことを十分に理解すべきです．特に呼吸管理が必要である場合には注意が必要であり，重症児や医療的ケア児の「歯科治療」は極めて困難で，歯石除去であっても誤嚥につながることも危惧されます．医療事故を起こさないためにも，医科との連携が十分にとれる後方支援病院に治療を依頼することも検討します．小児在宅歯科診療の連携ネットワークのイメージは**図2-4**のとおりです．

　地域の歯科診療所のおもな役割は，口腔内診査やスクリーニングを行い，口腔内の疾患の有無を診査することにあります．疾患がない場合には，疾患の予防と，成長に応じた口腔内のケアを行い，疾患があった場合には，後方支援病院の歯科に依頼することまでが大切な役割です．後方支援病院での治療後は地域に戻り，メインテナンスや予防に努めます．摂食嚥下障害が疑われた場合，後方支援病院にて嚥下機能等を診査・診断し，地域では口腔ケアや摂食機能訓練を行っていくという連携を行います（**図2-4**）．ただし口腔ケアや摂食機能訓練方法に関して

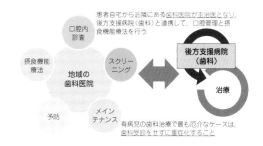

図2-4　口腔内管理の連携ネットワークのイメージ

は，個々の患児の呼吸状態や嚥下機能状態を把握したうえで行うことが必要となるため，一連の研修が必要です．

2―小児歯科や障害者歯科を専門とする高次医療機関の後方支援

　では，高次医療機関としての後方支援の役割とはどのようなものでしょうか．口腔内診査で疾患を確認した場合，後方支援病院は地域の歯科診療所からの依頼を受け，安全で高度な歯科治療を提供するのが役割の一つです．小児在宅患者は重症児や医療的ケア児であるため，治療に先立ち，主治医と連携を密にし，全身状態を把握したのち治療にあたります．

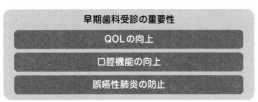

・高次医療機関の歯科は後方支援病院として治療を担うだけでなく
地域連携システムの構築をめざす.
・歯科医師は在宅小児患者が望む歯科医療のニーズを理解して，診
察と治療を区別した歯科医療連携地域で強化する.

図2-5　後方支援病院としての役割と病院連携

基礎疾患はもちろんのこと，合併する疾患として，呼吸器疾患（呼吸管理），てんかん，精神障害，嚥下機能障害などに対し，歯科的な対応ができることが重要です．歯科疾患の程度や全身状態に応じ，全身麻酔もしくは有意識下での治療が選択されます．全身麻酔における歯科診療が選択可能である場合，呼吸管理が明確で，治療の確実性が向上しますが，全身状態によっては全身麻酔覚醒後の抜管が困難となることも考えられます．有意識下での歯科治療では，患児の呼吸状態や嚥下機能状態を考え，無理のない処置内容，診療時間を検討します．いずれにせよ，事前に主治医との十分なカンファレンスが必要です．

　また，重症児や医療的ケア児の在宅移行を支援する病院に勤務する歯科医師では，退院前に口腔内のケア方法の指導を依頼されることもあります．指導で必要なのは，実技ではなく，早期の歯科受診がなぜ重要なのか，口腔ケアを早期から行うことの利点は何かを説明することです（**図2-5**）．そして在宅小児患者が地域の歯科診療所と早期につながるよう連携システムの構築を図ることが望まれます．

3―障害児（者）歯科医療を専門とする歯科医療者の役割

　障害児（者）の診察経験を持つ歯科医療従事者は，小児在宅歯科医療を地域の歯科診療所が行うことの重要性を説明することが重要です．入院中の重症児が在宅へ移行する場合，退院前に口腔内の状態や早期歯科受診の重要性を歯科医師が指導することは決

して多くありません．それは，すべての総合病院に歯科医師や歯科衛生士が勤務しているわけではないことと，勤務していたとしても，病院に勤務する歯科医師は少なく，病院内のすべての子どもたちの口腔内を診査することはできないからです（**表2-1**）．最も重要なことは，退院後の口腔内管理をどうするべきかということです．病院歯科が退院前に口腔ケア方法を指導するのではなく，家庭に訪問する歯科医師や歯科衛生士が，その家庭にあった口腔内のケア方法を家族と一緒に考えることに意味があります．また，子どもの成長発達に応じた変更を加えていくという，極めて重要な診察が可能であるのは在宅医療の利点であり，訪問した歯科医師や歯科衛生士でなければできないことでもあります．

　これまでに述べたように，高次医療機関の後方支援病院と地域の歯科診療所とが連携をとり，患児，さらには家族のQOL向上を促す一助となる情報を共有し，多職種との連携をとることが必要です．ただし，急性期病院であることが多い後方支援病院は，治療が終了した重症児や医療的ケア児を地域へ戻すことで新たに子どもたちを受け入れることができることを地域で認識する必要があります．障害者歯科医療を専門とする歯科医療者は，重症児や医療的ケア児の対応に慣れていない地域の歯科診療所と後方支援病院とのパイプ役となり，在宅小児患者が地域で歯科受診を安心して行えるよう，サポートすることも大切な役割の一つです（**図2-6**）．障害児の歯科治療のニーズが増え，歯科医師会として口腔保健センターを開設し歯科医師会会員による障害児歯科診療が頻繁に行われるようになり，障害児（者）歯科医療を専門とする歯科医療者も増加傾向にあります．口腔保健センターとしては小児在宅歯科医療についても積極的に取り入れ，後方支援病院と地域の歯科診療所とがスムーズに連携するシステム構築に携わっていくべきだと考えています．

4―高齢者在宅歯科医療（や総合病院歯科）への期待

　少子高齢化に伴い，高齢者の訪問歯科診療を行っ

表 2-1　全国の小児専門病院 37 施設（小児総合医療施設協議会会員 36 施設＋ 1 施設※）

北海道	
北海道立子ども総合医療・療育センター（歯科は入院患者のみ，非常勤，週 1 日）	

東北	
宮城県立こども病院 東北大学病院小児医療センター	もりおかこども病院※

関東	
茨城県立こども病院 自治医科大学とちぎ子ども医療センター 埼玉医科大学総合医療センター小児センター 東京女子医科大学八千代医療センター 東京都立小児総合医療センター 東京大学医学部附属病院小児医療センター 神奈川県立こども医療センター	獨協医科大学とちぎ子ども医療センター 群馬県立小児医療センター 埼玉県立小児医療センター 千葉県こども病院 国立成育医療研究センター 慶應義塾大学医学部周産期・小児医療センター

中部	
長野県立こども病院 静岡県立こども病院 あいち小児保健医療総合センター 名古屋第一赤十字病院小児医療センター	岐阜県総合医療センター小児医療センター 愛知県医療療育総合センター中央病院 国立病院機構　三重病院

近畿	
滋賀県立小児保健医療センター 大阪市立総合医療センター小児医療センター 社会医療法人　愛仁会高槻病院 京都府立医科大学小児医療センター	大阪府立母子保健総合医療センター 大阪大学医学部付属病院小児医療センター 兵庫県立こども病院

中国・四国	
国立病院機構　岡山医療センター 県立広島病院　母子総合医療センター	国立病院機構　四国こどもとおとなの医療センター

九州・沖縄	
福岡市立病院機構　福岡市立こども病院 聖マリア病院総合同座間母子医療センター	沖縄県立南部医療センター・こども医療センター

■：歯科がある小児病院（15 施設）　■：口腔外科，成人が対象（8 施設）　■：歯科がない小児病院（14 施設）
（各病院の HP による調べ，2018 年 10 月現在）

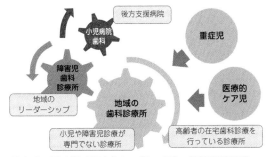

図 2-6　重症児や医療的ケア児の病診・診診医療連携

を積んでおり小児患者への対応はしやすい環境にあります．対応可能な診療所数も多いため，今後の小児在宅歯科医療への参画が期待されます．高齢者との違いを理解し，診察にあたることが必要です．

①基礎疾患が小児特有の疾患であること
②呼吸器やモニター類などの機器が装着されている「医療的ケア児」が対象であること
③高齢者はリハビリテーションの要素が強いが，小児はハビリテーションが主体となること
④訪問下では治療は極力行わず，歯科用切削器具などのポータブルユニットが不要であることが多いこと
⑤乳歯や歯の交換への対応が必要であること

ている診療所は増加傾向にあります．訪問看護ステーションから小児患者を依頼されるケースも増えています．対象が高齢者であっても，訪問歯科診療が未経験である診療所に比べ，訪問歯科診療の経験

第3章｜小児在宅歯科医療を実施するための基本的知識

1─小児療養児に関する法律と福祉サービスについて《資料》

❶「障害者の日常生活及び社会生活を総合的に支援するための法律及び児童福祉法の一部を改正する法律」（概要）

本法第56条の6第2項には，「地方公共団体は，人工呼吸器を装着している障害児その他の日常生活を営むために医療を要する状態にある障害児が，その心身の状況に応じた適切な保健，医療，福祉その他の関連分野の支援を受けられるよう，保健，医療，福祉その他の各関連分野の支援を行う機関との連絡調整を行うための体制の整備に関し，必要な措置を講じるよう努めなければならない」とあり，初めて，「日常生活を営むために医療を要する状態にある障害」という概念が法文化されました．

1）趣 旨（抜粋）

障害者が自らの望む地域生活を営むことができるよう，「生活」に対する支援の一層の充実や，障害児支援のニーズの多様化にきめ細かく対応するための支援の拡充を図るほか，サービスの質の確保・向上を図るための環境整備等を行う．

2）概 要（抜粋）

(1) 障害者の望む地域生活の支援

・重度訪問介護について，医療機関への入院時も一定の支援を可能とする

(2) 障害児支援のニーズの多様化へのきめ細かな対応

・重度の障害等により外出が著しく困難な障害児に対し，**家に訪問して発達支援**を提供するサービスを新設する

・保育所等の障害児に発達支援を提供する保育所等訪問支援について，**乳児院・児童養護施設**の障害児に対象を拡大する

・**医療的ケアを要する障害児**が適切な支援を受けられるよう，自治体において保健・医療・福祉等の連携促進に努めるものとする

・障害児のサービスに係る提供体制の計画的な構築を推進するため，自治体において**障害児福祉計画**を策定するものとする

(3) サービスの質の確保・向上に向けた環境整備

・補装具費について，成長に伴い短期間で取り替える必要のある障害児の場合等に貸与の活用も可能とする

・都道府県がサービス事業所の事業内容等の情報を公表する制度を設けるとともに，自治体の事務の効率化を図るため，所要の規定を整備する

❷ 重度訪問介護の訪問先の拡大（図3-1）

四肢の麻痺および寝たきりの状態にある者等の最重度の障害者が医療機関に入院した時には重度訪問介護の支援が受けられなくなることから以下のような事例があるとの指摘がある．

・体位交換などについて特殊な介護が必要な者に適切な方法が取られにくくなることにより苦痛が生じてしまう

・行動上著しい困難を有する者について，本人の障害特性に応じた支援が行われないことにより，強い不安や恐怖等による混乱（パニック）を起こし，自傷行為等に至ってしまう

このため，最重度の障害者であって重度訪問介護を利用している者に対し，入院中の医療機関においても，利用者の状態などを熟知しているヘルパーを引き続き利用し，そのニーズを的確に医療従事者に伝達する等の支援を行うことができることとする．

1）訪問先拡大の対象者

日常的に重度訪問介護を利用している最重度の障害者であって，医療機関に入院した者

※障害支援区分6の者を対象とする予定

※通院については現行制度の移動中の支援として，

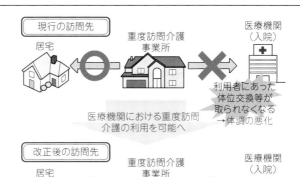

図3-1　医療機関における重度訪問介護の利用を可能へ

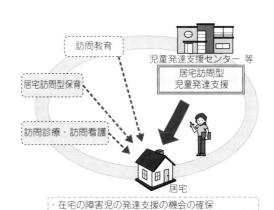

図3-2　居宅訪問により児童発達支援を提供するサービス

・在宅の障害児の発達支援の機会の確保
・訪問支援から通所支援への社会生活の移行を推進

既に対応

2）訪問先での支援内容

利用者ごとに異なる特殊な介護方法（例：体位交換）について，医療従事者などに的確に伝達し，適切な対応につなげる.

強い不安や恐怖等による混乱（パニック）を防ぐための本人に合った環境や生活習慣を医療従事者に伝達し，病室等の環境調整や対応の改善につなげる.

❸居宅訪問により児童発達支援を提供するサービスの創設（図3-2）

障害児支援については，一般的には複数の児童が集まる通所による支援が成長にとって望ましいと考えられるため，これまで通所支援の充実を図ってきたが，現状では，重度の障害等のために外出が著しく困難な障害児に発達支援を受ける機会が提供されていない.

このため，重度の障害等の状態にある障害児であって，障害児通所支援を利用するために外出することが著しく困難な障害児に発達支援が提供できるよう，障害児の居宅を訪問して発達支援を行うサービスを新たに創設する（「居宅訪問型児童発達支援」）.

1）対象者

重症心身障害児などの重度の障害児等であって，児童発達支援センター等，児童発達支援等の障害児通所支援を受けるために外出することが著しく困難な障害児

2）支援内容

障害児の居宅を訪問し，日常生活における基本的な動作の指導，知識技能の付与等の支援を実施

【具体的な支援内容の例】
・手先の感覚と脳の認識のずれを埋めるための活動
・絵カードや写真を利用した言葉の理解のための活動

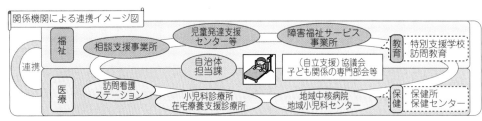

図 3-3　医療機関による連携イメージ図（厚生労働省資料）

❹ 医療的ケアを要する障害児に対する支援

医療技術の進歩等を背景として，NICU 等に長期間入院したあと，引き続き人工呼吸器や胃ろう等を使用し，痰の吸引や経管栄養などの医療的ケアが必要な障害児（医療的ケア児）が増加している.

このため，医療的ケア児が，地域において必要な支援を円滑に受けることができるよう，地方公共団体は保健，医療，福祉その他の各関連分野の支援を行う機関との連絡調整を行うための体制の整備について必要な措置を講ずるよう努めることとする（**図 3-3**）.

※ 施策例：都道府県や市町村による関係機関の連携の場の設置，技術・知識の共有等を通じた医療・福祉等の連携体制の構築

❺ 障害児のサービス提供体制の計画的な構築

児童福祉法に基づく障害児通所・入所支援などについて，サービスの提供体制を計画的に確保するため，都道府県及び市町村において障害児福祉計画を策定する等の見直しを行う.

※ 現在，障害者総合支援法に基づく障害福祉サービスについては，サービスの提供体制を計画的に確保するため，都道府県及び市町村が障害福祉計画を策定し，サービスの種類ごとの必要な量の見込みや提供体制の確保に係る目標等を策定.

1）具体的内容

（1）基本指針

厚生労働大臣は，障害児通所・入所支援，障害児相談支援の提供体制の整備や円滑な実施を確保するための基本的な指針を定める.

（2）障害児福祉計画

市町村・都道府県は，基本指針に即して，障害児福祉計画を策定する.

（市町村障害児福祉計画）

・障害児通所支援や障害児相談支援の提供体制の確保に係る目標に関する事項

・各年度の自治体が指定する障害児通所支援や障害児相談支援の種類ごとの必要な量の見込み

（都道府県障害児福祉計画）

・障害児通所・入所支援，障害児相談支援の提供体制の確保に係る目標に関する事項

・都道府県が定める区域ごとに，当該区域における各年度の自治体が指定する障害児通所支援や障害児相談支援の種類ごとの必要な量の見込み

・各年度の障害児入所施設の必要入所定員総数

※ 上記の基本指針，市町村障害児福祉計画，都道府県障害児福祉計画は，障害者総合支援法に基づく基本指針，市町村障害福祉計画，都道府県障害福祉計画と一体のものとして策定することができる.

放課後等デイサービス等の障害児通所支援や障害児入所支援については，都道府県障害児福祉計画の達成に支障を生ずるおそれがあると認めるとき（計画に定めるサービスの必要な量に達している場合等），都道府県は事業所等の指定をしないことができる.

❻ 補装具費の支給範囲の拡大（貸与の追加）（図 3-4）

補装具費については，身体障害者の身体機能を補完・代替する補装具の「購入」に対して支給されているが，成長に伴って短期間での交換が必要となる障害児など，「購入」より「貸与」のほうが利用者の便宜を図ることが可能な場合がある.

このため，「購入」を基本とする原則は維持した

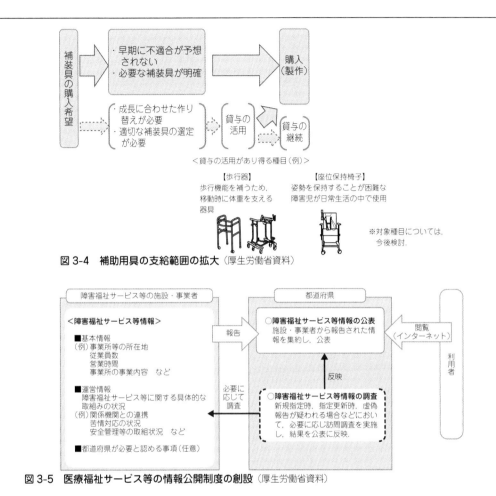

図3-4　補助用具の支給範囲の拡大（厚生労働省資料）

図3-5　医療福祉サービス等の情報公開制度の創設（厚生労働省資料）

上で，障害者の利便に照らして「貸与」が適切と考えられる場合に限り，新たに補装具費の支給の対象とする.

1）貸与が適切と考えられる場合（例）

・成長に伴って短期間での交換が必要となる障害児

・障害の進行により短期間の利用が想定されるもの

・仮合わせ前の試用

※上記のような場合が想定されるが，今後，関係者の意見も踏まえて検討.

※身体への適合を図るための製作が必要なもの等については，貸与になじまないと考えられる.

❼障害福祉サービス等の情報公表制度の創設（図3-5）

障害福祉サービス等を提供する事業所数が大幅に

増加するなか，利用者が個々のニーズに応じて良質なサービスを選択できるようにするとともに，事業者によるサービスの質の向上が重要な課題となっている.

※請求事業所数：平成22年4月48,300事業所
　　→平成27年4月90,990事業所

このため，①施設・事業者に対して障害福祉サービスの内容等を都道府県知事へ報告することとするとともに，②都道府県知事が報告された内容を公表する仕組みを創設する.

※介護保険制度と子ども・子育て支援制度においては，同様の情報公表制度が導入されている.

2─小児在宅歯科医療を実行するための留意点

❶口腔の診察・診断

重症児・者は本人からの訴えを的確に聴取できない場合が多いので，可能な限りの検査や十分な観察が必要です．ライトを用いての十分な口腔内外の視診，触診，歯周ポケット検査，軟組織の診査，歯科用ポータブルX線検査等を用いるなど，より客観的な診断を行います[1, 2]．

❷治療方針

在宅での訪問歯科診療で対応可能なものと，大学病院等の高次医療機関や口腔保健センター等の連携によって行うものに分けて説明します．全身状態に注意が必要な場合や，行動調整が困難な例では静脈内鎮静法や全身麻酔の適応となり，医療事故を起こさないためにも医科との連携が十分にとれる後方支援病院や高次の医療機関と連携した対応が必要となります[1-3]．

重症児者では，咬合状態や口腔周囲筋の特徴，歯ぎしりなどを考慮した補綴物の種類の選択や設計が重要です．また開口器や開口保持具の利用や可能ならラバーダム防湿を行います．呼吸，循環器機能に問題がある場合には，モニタリングを十分に行います[4]．

重症児・者は原始反射を認めることもあり，歯科治療に対する恐怖心や診療時の刺激により，驚愕反射，非対称性緊張性頸反射や緊張性迷路反射が誘発され，治療が困難になることがあります．緊張性咬反射が出る患者は，不用意に器具を口のなかに入れると，患者の意思にかかわらず器具を噛みこんで，歯が欠けたり折れたり，歯が抜けてしまうことがあります．不随意運動は全身（四肢）に現れるものと，口腔内に現れるものがあります．四肢の不随意運動が強いと，ベッドやバギー等から転落してしまうので，体幹や四肢を保持するためにベルト等の保持が必要になります[1]．

3─在宅療養児の理解

❶医療的ケア：吸引，経管，人工呼吸器など

小児在宅患者の多くは医療的ケアが必要な医療的ケア児です（**表3-1**）．喀痰吸引や経管栄養注入など，病院以外の場所で家族が日常的に行っている医療的介助行為を，医師による「治療行為」と区別して「医療的ケア」と呼びます．以前は医療的ケアが行えるのは医師，看護師，家族だけであり，自宅や学校で医療的ケアを実施する場合，家族への負担は極めて大きなものでした．そこで，厚生労働省と文部科学省の通知で，2004年10月から看護師が配置された特別支援学校では，教員が①痰の吸引，②経管栄養，③導尿補助の三つを行うことが可能となりました．また，介護サービスの基盤強化のための介護保険法等の一部を改正する法律による社会福祉士及び介護福祉士法の一部改正に伴い，2012年4月から，一定の研修を受けた介護職員等は一定の条件のもとに喀痰吸引や経管栄養の注入等の医療的ケアができるようになりました．それに伴い，特別支援学校の教員についても，制度上実施することが可能となりました[6]．

医療的ケアの代表的な行為は，痰の吸引と経管栄養の注入です．「息をすること」（呼吸管理）と，「食べること」（栄養管理）は生きていくために欠かせない動作で，どちらも口腔が大きく関わっています．訪問歯科診療時は家族が同席しており，これらの医

表3-1 在宅で実施している医療的ケア

（2015年5月〜7月実績）N = 1,331

服薬管理	78.1%
経管栄養（経鼻，胃ろう，腸ろう）	72.1%
吸引	62.2%
パルスオキシメーター	38.9%
吸入・ネブライザー	37.3%
気管切開部の管理（バンド交換等）	37.1%
在宅酸素療法	30.8%
人工呼吸器の管理	20.2%
導尿	14.9%
中心静脈栄養	3.4%
咽頭エアウェイ	2.0%
その他	14.1%
無回答	1.1%

（「在宅医療ケアが必要な子どもに関する調査[5]」）

療的ケアは家族が対応するため，歯科医師が直接行うことはありません．ただし，それぞれの基礎的な知識は習得する必要があります．

1) 呼吸管理に関連する医療的ケア

(1) 人工呼吸器

　人工呼吸器とは，自発呼吸が困難になった場合に，人工的に一定の圧をかけて肺に空気を送り込む機械です．マスク（鼻マスク，口鼻マスク，顔マスク，マウスピース）で呼吸を補助するタイプ「非侵襲的人工呼吸療法（NPPV）」と，気管切開部から呼吸を補助するタイプ「侵襲的人工呼吸療法（TPPV）」とがあります．人工呼吸器は，室内の空気を取り込んでフィルターでろ過し，加温加湿器や人工鼻で加湿してから肺に空気を送り込みます．指定どおりに換気が保たれていない場合，アラームにて異常を知らせます．低圧の場合は，回路接続部の緩みや外れで空気が漏れている状態です．高圧の場合は，喀痰が詰まったり，チューブが折れていたりして，空気の流れが遮られている状態です．また，電力の供給が不良である場合にもアラームが鳴ります．在宅で人工呼吸器を使用している患者にとって，人工呼吸器の電力供給は生死の問題です．2011年の東日本大震災以後，停電時でも人工呼吸器が継続使用できるように，内部バッテリーや外部バッテリーのある人工呼吸器の使用，人工呼吸器を安全に駆動できる自家発電装置やインバーター，蘇生バッグ（バッグバルブ，アンビューバッグ）等の準備が進められています．

(2) 気管切開

　咽頭，喉頭，上部気管の気道閉塞を改善する目的で，気管切開口よりカニューレを挿入し，新たな呼吸路を確保します．小児患者は，カフなしの気管カニューレを使用していることも多く，カフありの気管カニューレと比べ，抜けやすいため注意が必要です．気管切開をしたうえで，人工呼吸器を使う場合もあります．気管切開を行う必要性は個々の患者によって異なりますが，大きくは以下の理由があげられます．

　①気道が何らかの理由でふさがれている，狭窄している

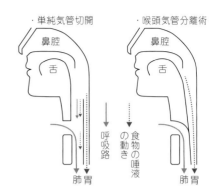

図3-6　単純気管切開と喉頭気管分離

　②嚥下機能が低下し，唾液や痰や食物が誤嚥しやすい状態にある

　③呼吸運動や肺でのガス交換に問題があり，酸素投与や人工呼吸を有効に行うために，気道を避けて，直接気管から換気し，呼吸の負担を軽くする

　気管切開の利点は，新たな呼吸路が確保され，呼吸管理がしやすくなる，喀痰吸引が容易になる，口腔内が開放され経口摂取が可能となる，などです．欠点としては，手術が必要である，発声が困難になる，嚥下障害が悪化する可能性がある，気管切開部や気道粘膜の出血や感染など，気管切開の伴う合併症があることです．発声は，構音機能が保たれていればスピーキングバルブを使用することで可能となります．

(3) 喉頭気管分離

　嚥下機能障害で気管へ食物や唾液の流れ込みが頻繁であるため，誤嚥性肺炎を繰り返し，慢性的な呼吸不全状態となる場合，喉頭気管分離手術が選択されることがあります．呼吸路は気管切開孔にて確保し，気管と喉頭を分離して，口腔は直接食道につなげ誤嚥を防止します（**図3-6**）．喉頭気管分離の利点は，気管への食物や唾液の流れ込みを完全に防ぐことができるため，誤嚥や誤嚥性肺炎が予防できること，喀痰吸引の頻度を大幅に減少させることができることです．欠点としては，発声は不可能となること，喉頭気管分離手術を行うと，元には戻せないこと，気道が気管切開孔のみであるため，閉塞する

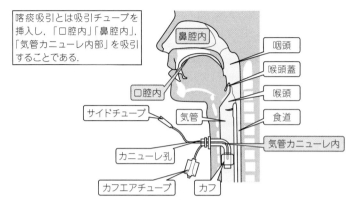

喀痰吸引とは吸引チューブを挿入し，「口腔内」「鼻腔内」，「気管カニューレ内部」を吸引することである．

鼻腔内

咽頭
喉頭蓋
喉頭
食道
気管カニューレ内

口腔内
サイドチューブ
気管
カニューレ孔
カフエアチューブ
カフ

図 3-7　呼吸に関する医療的ケア（イラストは「喀痰吸引等指導者マニュアル」を参考に作成）

と窒息することです．

（4）喀痰吸引（図3-7）

　嚥下や呼吸機能に障害がある場合，喀痰（唾液，鼻汁，痰などの分泌物の総称）をうまく飲み込むことができなかったり，吐き出すための咳ができなかったりすることで喀痰を気道に詰まらせてしまうことがあります．そのため，吸引器などで頻繁に喀痰を取り除く必要があります．口や鼻から吸引チューブを挿入し，「口腔内」や「鼻腔内」を吸引します．また，気管切開している場合には，気管カニューレへ吸引チューブを挿入し，「気管カニューレ内部」の分泌物を吸引します．吸引により呼吸路が確保され，呼吸がしやすくなりますが，気管カニューレ内部の吸引中は酸素が供給されないばかりか，酸素も吸引されているため，吸引時間が長引くと一時的に低酸素となることにも注意が必要です．喀痰を誤嚥した場合，誤嚥性肺炎のリスクが高くなります．その意味でも，喀痰吸引は重要ですが，それ以前に口腔内を清潔に保つことは喀痰内の細菌減少にもつながり，誤嚥をしたとしても肺炎を発症するリスクは低下することを理解します．

（5）咽頭エアウエイ

　鼻から咽頭部へエアウエイを挿入して呼吸路を確保します．おもに睡眠時に使用することが多く，呼吸障害の改善や睡眠の安定化をはかることができ，これによって気管切開をしなくてすむケースもあります．

2）栄養管理に関する医療的ケア

（1）経管栄養

　何らかの理由で摂食嚥下障害または不全が生じた場合，経口摂取は困難ですが，消化器官に障害がなければ経管栄養が可能です．経管栄養は消化器官の機能を維持，促進し，腸管免疫系の賦活による全身の免疫機能の改善にもつながります．

　「経鼻経管栄養」とは，鼻から胃まで，経鼻胃管チューブを挿入し，チューブに栄養剤等を注入する方法です．胃に留置するNGチューブや，先端が幽門部を超えて腸まで伸ばすこともできるEDチューブなどがあります．

　腹部の手術で，胃に管を入れる経皮内視鏡的胃ろう造設術（PEG）を行い，造られた腹部の開口部を「胃ろう」，何らかの理由で胃ろうが困難な場合には「腸ろう」が増設されます．

　経管栄養の利点・欠点を**表3-2**に示します．

（2）経静脈栄養（PN：Parenteral Nutrition）

　消化器官に障害があり，経管栄養が行えない場合には，末梢静脈や中心静脈から経静脈栄養が必要となります．経静脈栄養を長期間継続する必要があれば，中心静脈栄養（TPN：Total Parenteral Nutrition）が選択されます．中心静脈は血管が太く，末梢静脈栄養（PPN：Peripheral Parenteral Nutrition）より有効に輸液を全身に補給することが可能ですが，手術で中心静脈カテーテル（CVC：Central Venous Catheter）を留置する必要があります．

表 3-2　経管栄養の種類と特徴

	利　点	欠　点
経鼻経管栄養	・手術を必要とせず，簡便なこと	・外部からみえる　・チューブ挿入に違和感がある ・チューブの交換を1〜2週間ごとに行う ・管が細いため閉塞しやすい　・抜けやすい
胃ろう	・外部からみえない ・胃ろうボタンやチューブの交換が4〜5週間でよい ・経管栄養チューブより閉塞しにくく，抜けにくい ・半固形タイプの栄養剤が使用できる	・手術が必要ある ・合併症として皮膚のトラブルや腹膜炎等のリスクがある
腸ろう	・胃ろうと同じ ・胃ろうより栄養剤が逆流しにくい	・胃ろうよりチューブが細長いため，閉塞しやすい

※胃食道逆流症（GERD）とは

　胃食道逆流症とは，胃の噴門の形態異常あるいは機能不全のために，胃の内容物である食物や胃液が病的に食道に逆流することによって生じるさまざまな症状を示す病態のことをいいます．重症児では，筋肉の異常な緊張や側弯，腹圧の上昇，慢性的な呼吸障害，食道裂孔ヘルニアなどにより，高頻度でGERDを発症します．

　GERDで問題となるおもな症状は，①呼吸器症状，②消化器症状，③栄養障害です．

　①呼吸器症状：胃の内容物が気道に逆流し，呼吸器感染症を反復します，胃酸による喉頭炎や唾液分泌過剰による喀痰増加，胃酸刺激が誘因となる喘息発作・無呼吸発作などがあります．

　②消化器症状：逆流した胃酸が食道粘膜を傷つけることによりさまざまな症状が生じます．自覚症状としては胸焼けや不快感，食道炎による出血をきたすと吐血・下血・慢性の出血による貧血，慢性の炎症性刺激による瘢痕性狭窄などです．食道炎を有する場合は，酸分泌抑制薬投与などの薬物療法が選択されます．

　③栄養障害：嘔吐や逆流により食物摂取が不十分になるため，栄養障害を引き起こします．重症児では摂食嚥下障害または不全も伴うため，深刻な栄養障害を発症することがあります．

　GERD症状がある重症児では，積極的に検査，体位療法，薬物療法を行います．症例により気管切開や喉頭気管分離を行うことで症状が軽快する場合もあります．詳細な病態把握により外科手術の適応を検討します．GERDに対する最も一般的な外科手術法である「腹腔鏡下噴門形成術（Nissen手術）」に加え，胃ろう・腸ろう造設術を追加する場合もあります．

3）排泄に関する医療的ケア
（1）導尿補助

　膀胱に指令を出す脊髄などの神経系に障害があり，尿の排出がうまくできない子どものために，尿道からカテーテルを入れ，尿の排出を補助します．

　このほかにも，服薬管理やインスリン注射，人工透析，排便管理など，さまざまな医療的ケアがあります．

❷家族での看護介護

　在宅療養児の毎日の生活を支えているのは，介護を担う家族です．病院を退院して在宅生活を始めたその日から，家族はすべての日常生活動作の介助に加えて，経管栄養の管理，痰の吸引，人工呼吸器の取り扱い，気管切開部の処置などの医療的ケアを昼夜問わず行わなければなりません．すなわち，病院では医師や看護師が行っていた医行為を，家ではすべて家族が担うことになるのです．

　在宅生活の継続にあたってのおもな介護者の負担感としては「介護，見守りのための時間的拘束に係る負担」や「医療的ケアの実施に係る負担」が大きく[8]，家族が直面する生活上の大きな問題として「養育者（介護者）の疲労」があげられています[9]．医療的ケア児の介護者の睡眠時間は1日5時間未満で，かつ断続的になることが多く，特に人工呼吸器を使

K君の1日	
5：00	母起床・体位交換
6：00	
7：00	起床・体位交換・栄養（栄養剤）・服薬・口腔ケア・機械的排痰
8：00	
9：00	入浴・着替え
10：00	体位交換・吸入
11：00	
12：00	栄養（ミキサー食）・機械的排痰
13：00	体位交換
14：00	
15：00	栄養（栄養剤）・体位交換
16：00	
17：00	着替え・体位交換
18：00	栄養（ミキサー食）・服薬・機械的排痰
19：00	
20：00	体位交換・吸入・口腔ケア
21：00	入眠
22：00	
23：00	栄養（栄養剤）・体位交換
24：00	母入眠

【その他】
・おむつ交換は1日6〜7回
・痰の吸引（口腔内・鼻腔内・気管内）は1時間に3〜4回（覚醒時）
・胃ろう交換は月に1回，気管カニューレ交換は2週間に1回

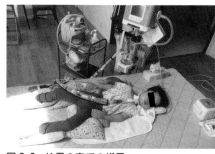

図3-8　K君の家での様子

図3-9　在宅療養児の1日の介護スケジュール
　家族は，家事や育児に加えてこのような介護を毎日行っている．

用する児の介護者でこの傾向が大きいと報告されています[9]．家族の疲労は子どものケアにも直接影響を及ぼすため，介護負担に対しては十分な配慮が必要です．小児在宅医療において，訪問看護や居宅介護といった在宅サービスのニーズは大きいですが，小児に対応できる訪問看護ステーションや居宅介護事業所はまだ多くありません．

　その他の家族支援としては，家族の介護を一時的に代替して介護者に休息する時間を提供する「レスパイトケア」があります．療育施設や医療機関での短期入所や，指定医療型短期入所事業所や多機能型事業所の利用がこれにあたります．レスパイトケアは家族が最も望む支援の一つですが，地域資源は絶対的に不足しています[10]．

【在宅療養児のある1日】（図3-8, 9）
　K君（4歳）は，脊髄性筋萎縮症I型という筋力低下や筋萎縮が進行する難病のため寝たきりの状態です．気管切開で24時間人工呼吸器を使用しており，痰を排出するためには機械的排痰補助装置が必要です．唾液嚥下ができないため，口腔内からの持続吸引を使用しており，栄養注入と服薬は胃ろうから行っています．また，四肢や体幹を自力で動かすことができず，家族が2〜3時間おきに体位交換を行っています．呼吸状態を確認して適宜痰の吸引を行い，モニターのアラームが鳴ったらすぐに様子をみにいかなければならないため，家族はK君から目を離すことができません．

第4章 | 小児在宅歯科医療の診療体制

1—概 要

　小児在宅歯科医療の対象は，専門的な医学的管理が必要な重症心身障害児であり，歯科医療従事者は歯科のみならず，医療，福祉，保健，教育など，患児を取り巻くより専門的な知識や対応が求められます．歯科診療を行うにあたり，自分たちが患児の生命やQOLに大きく関わることを十分に意識して，安全な診療が提供できる診療体制で取り組むことが重要です．

　小児在宅歯科医療に携わるおもな職種は，歯科医師と歯科衛生士であり，歯科医師は患児の歯科疾患や口腔機能の診断，全身状態の評価を行い，治療計画や指導計画を立案して診療を開始します．実際は，口腔清掃指導や摂食嚥下リハビリテーションの間接訓練，治療ではできるだけ侵襲度の低い内容（機械的歯面清掃，簡単なスケーリングや抜歯など）から始めていきます．治療は単独で行わず，歯科衛生士（または歯科医師）が器具の受け渡し，口腔内吸引，姿勢や開口の保持などを行い，安全かつ短時間で治療が完了するよう心掛けます．そのためには，事前に打ち合わせを行い，歯科医師と歯科衛生士が当日の治療内容を確認し合うことが大切です．

　実際の診療で起こりやすいアクシデントとして，体動や不随意運動による診療器具での口腔内の損傷，開口維持困難や咬反射による歯科用ミラーなど診療器具の破損があります．これらを予防するため，安定した姿勢の工夫，安全な体動コントロールや開口器の使用方法について熟練したスキルが必要です．患児の疾患や障害の特性を十分理解し，侵襲度の低い治療の経験を積み，在宅でも安全な診療が行えると判断した場合，う蝕治療や嚥下リハビリテーションの直接訓練など，より専門性の高い治療を行うことも可能です．なお，誤嚥性肺炎や重度心疾患による細菌性心内膜炎のリスクが高い場合などで

は，簡単な治療でも相対的に侵襲度は高くなります．これらの治療を行うには，専門医療機関，地域主治医，訪問サービスに携わっている看護師，保健師，言語聴覚士など他職種との緊密な連携や確実な緊急時の体制が整っていることが大前提です．歯科衛生士は訪問歯科診療に同行し，歯科医師の指示のもと診療の補助を行います．歯科衛生士が単独で訪問することも可能ですが，その場合は，一連の治療が終了し口腔内が問題ない状態であること，また，患児の体調も安定しているという条件下で行うことが望ましくなります．

　地域のかかりつけ医の役割として，継続的な歯科診療が必要な場合だけでなく，患者側からの緊急な求めに対応できることも必要です．何らかの理由で訪問が困難な場合でも，他歯科医療機関との連携などにより適切な対応ができる体制を整えておきます．また，侵襲度の低い治療内容であっても，患児の疾患の重症度や体調，医療設備不足などにより全身的偶発症のリスクが高いと判断した場合には，高次歯科医療機関への紹介を行います．また，在宅療養児にとって食の問題は生命に直結し，家族のQOLにも関連する非常に重要なものです．そのため，在宅移行後から摂食嚥下機能の評価を行い，適切な支援が行われる必要があります．特に摂食嚥下リハビリテーションの直接訓練を開始するにあたっては，他職種が連携して情報を共有する体制を整え，同じ目標や支援方法を統一していくことが必要です．

2—歯科衛生士の役割

　在宅療養児にとって，口腔はQOLに大きく関連する器官の一つであるため，口腔の専門家である歯科医師と歯科衛生士が介入する意義は高いといえます．しかし，家庭という高度な設備や十分な体制のない環境下であるため，患児の重症度や体調によっ

ては，う蝕治療や歯周治療の適応を慎重に判断しなくてはなりません．そのため，実際の小児在宅歯科診療では，歯科疾患の予防を目的とした口腔保健指導や口腔ケアが中心となることが多く，特に歯科衛生士の担う役割は大きくなります．

歯科衛生士が行う口腔ケアは，単に歯科疾患の予防だけではなく，誤嚥性肺炎の予防や口腔の痛みや不快症状に起因したバイタルサインの変動，筋緊張の亢進やてんかん発作の誘発を防止するためにも重要となります．また，口腔機能を維持，活性化，育成する機能的口腔ケアでは，口腔内の過敏の有無，唾液分泌状態，嚥下機能などを歯科衛生士が評価することも必要です．おもな歯科衛生士業務は以下のとおりです．

❶訪問歯科診療の事前準備

歯科医師に同行して歯科治療を行う場合，事前に治療内容を確認し診療器具，器材やカルテ等の必要な書類の準備を行います．また，歯科衛生士が単独で訪問することもあるため，診療に必要な準備のほか，予約の管理も行います．

❷歯科治療の補助

歯科医師が行う治療時に，器具の受け渡し，口腔内の唾液等の吸引，患児の姿勢や開口の保持，バイタルサインやモニターの確認などを行います．

❸歯科保健指導

口腔健康管理の重要性について保護者に正しい知識を提供して，口腔清掃や継続的な専門家の介入を動機づけることは，歯科衛生士の大きな役割の一つです．しかし，日常的に多くの介助を必要とする在宅療養児では，保護者の負担が大きくなります．そのため，患児の障害の程度，全身的なリスク，介助への協力度，口腔内状況，家庭環境などを総合的に判断して，継続できる無理のない歯科保健指導を行います．

口腔内状態を改善，維持するためには，専門家の介入だけでは限界があることから，家庭での口腔清掃が必要になります．在宅療養児に対する口腔清掃の介助は，口腔周囲の筋緊張，過敏，呼吸状態，開口維持困難などの理由から不適切になりやすく，特に口腔乾燥状態での不適切な介助は歯肉や口腔粘膜の傷や口内炎などの原因となります．そのため，患児の筋緊張の出にくいタイミング，安定する姿勢，開口誘導や保持の方法を工夫して，口腔乾燥のある場合は，口腔清掃を始める前に保湿剤などを使用し口腔内を湿潤状態にさせるようにします．そのうえで，歯や歯肉の状態，口腔内状況に応じた清掃方法や使用する口腔清掃用具を保護者に指導します．特に歯の萌出状況や永久歯への交換の時期や順序，歯肉のタイプ（線維性で肥厚した歯肉，浮腫性の炎症のある歯肉など）などは，より専門性のある視点として指導に反映させることが重要です．

経口摂取がない患児の場合，口腔への刺激や口腔周囲筋の自発的な動きが少ないため唾液分泌量が低下したり，開口状態が継続することで口腔乾燥が起こりやすくなります．乾燥した口腔粘膜は痂皮形成しやすくなるため，適切な粘膜清掃の方法を指導します．

❹予防処置（器質的口腔ケア）

う蝕や歯周病の予防には，歯面に付着した歯垢や歯石を除去することが最も効果的です．しかし在宅療養児では，口腔内細菌由来の誤嚥性肺炎の予防も大きな目的であり，そのためには，歯だけではなく口腔粘膜や舌の清掃，口腔前庭部の食物残渣の除去なども必要です．

歯垢の歯面付着を抑制するために，研磨用ペーストを併用したブラシやカップによる機械的歯面清掃が有効です．このときにフッ素入りのペーストを使用すると付加的にう蝕予防効果が期待できます．歯面清掃の刺激により唾液の分泌が多くなる場合は，頻回な吸引が必要です．ラコールやエンシュアなどの栄養剤は糖分が多く含まれているため，口腔内に停滞するとう蝕の発生につながります．う蝕の予防効果を高めるには，歯面清掃後のフッ素塗布やフィッシャーシーラントを行います．

経口摂取がない患児の場合，う蝕の発生リスクは低い一方で，歯石が沈着しやすい傾向にあります．

歯石は細菌が定着する温床となるため，可及的に歯石除去を行います．歯石の除去は，嚥下障害や呼吸障害のある場合では手用スケーラーを使用し，短時間で手技を行うべきです．このため，全顎の歯石を除去するためには訪問間隔を短くするなど計画的に進めていきます．

❺ 機能的口腔ケア

在宅療養児は口腔機能の未発達，学習不足，誤学習，過敏などによる摂食嚥下障害のため，十分な栄養を口から摂取できないことが少なくありません．機能的口腔ケアのおもな目的は，口腔機能の維持，育成を図り，安全に口から食事や味覚を楽しむことができるようにしていくことです．

嚥下につながる一連の動作には，口腔周囲筋の協調運動が重要です．これら筋群の自発的な動きがない，または弱い場合は，筋刺激訓練を行います．これは，食事や口腔清掃の前に行うことで，患児に口腔内に刺激が入ることを意識させることができます．また，口腔内に過敏がある場合は，口腔外からの間接訓練は最も刺激が弱いため，脱感作の最初のステップとして応用できます．

口腔乾燥は細菌やウイルスへの抵抗性の低下や口腔内細菌の増殖につながります．そのため，抗菌作用や湿潤作用，自浄作用を有する唾液は口腔内環境を整えるために非常に重要です．唾液の分泌を促すための歯肉マッサージ（ガムラビング）などは，食事や口腔清掃の前に行うことが効果的です．

❻ 他職種との連携

重症心身障害児在宅医療には多くの職種が関わっています．そのため，患児の疾患の特徴や重症度，病歴，服用薬などの基本的な情報だけではなく，現在の全身状態や局所の問題点，療育方針や到達目標，今後の医療的介入計画なども他職種間で情報交換する必要があります．この場合，歯科衛生士は口腔ケアの専門家として，口腔内状況やケアの術式や注意点などを情報提供します．特に，計画的な入院前，VF検査やVE検査前，経口摂取に向けた直接訓練開始前などは口腔ケアを行う必要性が高いと思われ，

訪問の時期など緊密な連携を取る必要があります．

3― 訪問に必要な器材

❶ 基本的な持ち物

小児在宅歯科医療における地域のかかりつけ医のおもな役割は，「口腔内のスクリーニング」と「歯科疾患の予防を主体とした定期管理」「治療が必要な場合の後方支援病院との連携」です（**表 4-1**）．そのため，ポータブルユニットなどの大がかりな歯科治療器具は必ずしも必要ではなく，診査器具や口腔ケア用品があれば十分対応することができます．ただし，「必要な器材がないために予定していた診療ができない」ということがないよう，出発前には忘れ物がないかどうか必ず確認しましょう．

1）基本セット

デンタルミラー，ピンセット，探針を滅菌しセットにします（**図 4-1**）．口腔内診査や処置の際に噛み込んでしまう場合や，開口保持ができない場合には開口器を用いることもあります（**図 4-2**）．乳幼児用の径の小さいミラーや，噛まれてしまっても破損しないメタルミラーがあると便利です（**図 4-3**）．基本セットは予備の分も持ち合わせておくとよいでしょう．

2）照明器具（図 4-4）

ヘッドライトがあれば術者は両手を使うことがで

表 4-1　訪問に必要な器材（基本的な持ち物）

基本セット	デンタルミラー，ピンセット，探針
照明器具	ヘッドライト，ペンライト
モニター関係	聴診器，パルスオキシメーター，体温計，血圧計
口腔清掃用具	歯ブラシ，スポンジブラシ，歯間ブラシ，舌ブラシ，口腔用ウェットティッシュ，デンタルフロス，口腔湿潤剤，フッ化物歯面塗布剤
衛生材料	ガーゼ，ワッテ，ロールワッテ，酒精綿
書類	カルテ，処方箋，提供文書，診査評価用紙，請求書，領収書（初診時）問診票，診療申込書，同意書
その他	手袋，マスク，患者用エプロン，速乾性手指消毒剤，ゴミ袋，プラスチックケース（使用後の器具を入れる容器），デジタルカメラ（診療記録，書類確認用），開口器

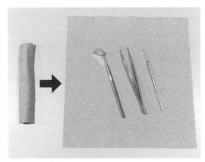

図 4-1　基本セット
滅菌してセットにし，持ち運びやすいように梱包する.

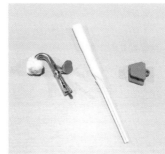

図 4-2　開口保持器具

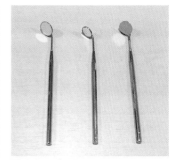

図 4-3　デンタルミラー
通常のミラー（左）のほかに，径の小さいミラー（中央）とメタルミラー（右）もあると便利である.

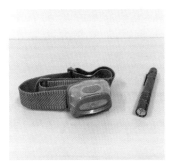

図 4-4　照明器具

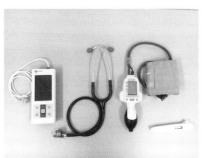

図 4-5　モニター関係
左から，パルスオキシメーター，聴診器，血圧計，体温計.

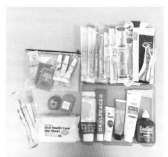

図 4-6　口腔ケア用具

きます．診療補助者にペンライトを持ってもらうこともあります.

3）モニター関係（図 4-5）

患家にパルスオキシメーターがない場合には，ポータブルのモニターを持参する必要があります．呼吸音や嚥下音の評価には聴診器を使用します．小児の頸部聴診には，径が小さい新生児用の聴診器が使いやすく向いています．そのほか，体温計や血圧計も必要に応じて用意します.

4）口腔ケア用具（図 4-6）

在宅療養児は，成長発育や歯の交換に伴い口腔内環境が変化するだけでなく，口腔過敏や歯列不正，開口障害を伴うことが多く，口腔ケアに工夫が必要です．それぞれの状況に応じた指導ができるよう，歯ブラシなどの口腔ケア用具を数種類持ち歩いておくと家族に紹介する際に便利です．実際の診療では，普段使っている歯ブラシを借りて口腔ケアや口腔清

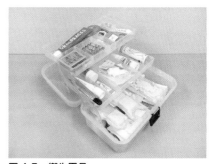

図 4-7　衛生用品

掃指導を行うことが多くあります.

5）衛生材料（図 4-7）

ガーゼ，ワッテ類は滅菌したものを用意します．口腔ケア用具や衛生材料はまとめてケースに収納します.

6）書類

初回訪問の際には，治療・管理計画を説明し，診

療申込書や診療同意書等の書類に記入してもらいます．管理料や訪問歯科衛生指導料の算定に必要な提供文書は都度発行します．訪問先で処方が必要になったときに備えて手書き用の処方箋を準備しておくとよいでしょう．診療費や交通費の精算のための請求書や領収書を患家で直接渡す場合もあります．

7）その他

　患家で発生したゴミや汚染物はすべてゴミ袋に入れて持ち帰ります．また，外から持ち込んだ器材で患家を汚すことがないよう，防汚シートがあると便利です．使用後の器材を入れる容器を用意しておき，使用前の器材と混ざらないようにしましょう．また，鋭利物の取り扱いには特に気をつける必要があります．鋭利物が貫通しないようなケースや針捨てボックスを用意し，準備や片づけの際に怪我をすることがないようにしましょう．訪問先では保険証や医療受給者証のコピーができないことが多いので，デジタルカメラがあると記録を残すのに便利です．

注）2018 年度の保険改定により，歯科訪問診療料を算定するためには切削器具を常時携行することが定められたため，最低でもポータブルエンジンは必要です．

❷在宅で専門的な介入を行う場合の持ち物（表 4-2）

　障害児者に対する歯科治療の熟練した技術があり，設備や人員の面においても診療体制が十分に整っている場合には，歯科治療や摂食嚥下リハビリテーションの専門的な介入を在宅でも行うことがで

表 4-2　訪問に必要な器材（在宅で専門的な介入を行う場合）

ポータブルユニット	エンジン，スリーウェイシリンジ，超音波スケーラー，バキュームが附属している
ポータブル X 線撮影装置	X 線装置，デジタルセンサー，モニター
各種治療器具	歯周治療，う蝕治療，抜歯等
摂食嚥下リハビリテーション	聴診器，訓練に用いる道具，ビデオカメラ，ポータブル嚥下内視鏡セット（ファイバー，光源，モニター，洗浄用薬液）

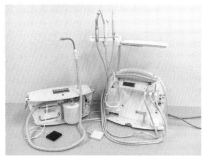

図 4-8　ポータブルユニット

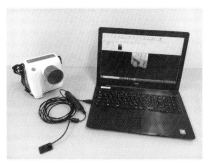

図 4-9　ポータブル X 線装置

きます．その場合は，前述した基本的な持ち物に加えて，以下のような診療器具が必要です．

1）ポータブルユニット（図 4-8）

　エンジン，スリーウェイシリンジ，超音波スケーラー，バキュームが付属しています．バキュームは在宅で用いられる吸引器よりも格段に吸引力が強く，注水処置の際には必須です．ポータブルユニットがあれば一般的な歯科治療を一通り行うことができます．

2）ポータブル X 線撮影装置（図 4-9）

　X 線装置，デジタルセンサー，モニターがあれば，訪問先でもすぐに画像を確認できます．

3）各種治療器具（図 4-10 ～ 13）

　歯周治療，う蝕治療，抜歯等，治療ごとに必要な器具を準備します．中身は外来で使用するものと同じですが，治療内容ごとに持ち運べるセットにしておくとよいでしょう．

4）摂食嚥下リハビリテーション

　在宅療養児の摂食嚥下リハビリテーションでは，脱感作や間接訓練，味覚刺激などの対応が主となり

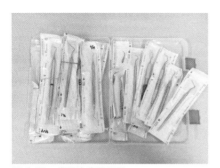

図 4-10　歯周治療用器具

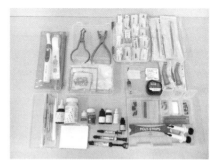

図 4-11　う蝕治療用器具

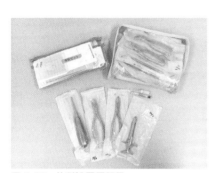

図 4-12　外科処置用器具

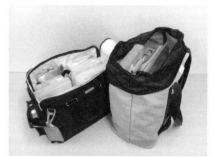

図 4-13　セットにした器具をバッグに収納
して持ち運ぶ

ます[5]．器材として必要なものは，聴診器や訓練に
用いる道具です．記録用のビデオカメラもあるとよ
いでしょう．小児の摂食嚥下リハビリテーションに
精通し，技術的に習熟している場合には，在宅で嚥
下内視鏡検査を行うこともあります．その場合は
ポータブルの嚥下内視鏡セットを持参します．

4—感染対策

❶感染症対策（感染症への配慮）

　感染症対策で重要なことは，病原微生物を持ち込
まないことです．医療従事者がリザーバーとなり拡
散させないように配慮します．小児は獲得免疫が少
なく，ワクチンで予防可能な感染症も，年齢や病状
により未接種の場合もあり，十分に注意する必要性
があります（**図 4-14**）[6]．また，感染を拡大させな
いことも重要です．家から家へ感染症を伝染させな
いように注意します．

❷予防接種の重要性

　B 型肝炎，風疹，麻疹，流行性耳下腺炎，水痘，
インフルエンザの予防接種は重要です．日本環境感
染学会の「医療関係者のためのワクチンガイドライ
ン第 3 版」[7] に従って対応してください．医療関係
者がリザーバーにならないように注意しましょう．

❸訪問歯科診療における手指衛生管理

　必ず手は消毒します．スタンダードプリコーショ
ン[8, 9]に準じ，「日常的手洗い」か「衛生的手洗い」
になります．手を流水下で洗える環境がない場合も
考えられます．除菌タオルで汚れを取り除き，アル
コール系の速乾性手指消毒剤を用いて消毒を行いま
す．処置後も，手洗い，または除菌タオルやアルコー
ル系の速乾性手指消毒剤を用います．

❹医療従事者

　基本的な感染症対策はスタンダードプリコーショ
ン[9] に準じて対応します．着用する手袋は，無菌操
作ではない限り未滅菌の手袋を使用し，装着後に再

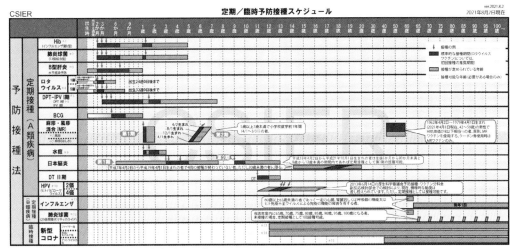

図 4-14　予防接種法における予防接種スケジュール（国立感染症研究所より許諾を得て掲載）© Copyright 2021 CSIER
注：オリジナルには表注があります．詳細は https://www.niid.go.jp/niid/ja/schedule/2021/JP20210802_01.png 参照

度手指消毒を行います．

　口腔ケアや，特に歯科治療を行う場合は，必ずゴーグルやフェイスマスクは使用し，防護用のガウンやエプロンの着用も推奨します．基本的に，血液や体液が飛散する可能性のある場合はエプロン，または，ガウンを着用しましょう．医科からの情報で，耐性菌が検出されている場合（MRSA，多剤耐性緑膿菌など）は，防護用のガウンやエプロンは必ず着用しましょう．

❺使用器具について

　使用する器具や機材は，あらかじめ滅菌をして持参します．Spaulding の器具分類と Spaulding の消毒分類に従い，滅菌や消毒した器具や機材を使います[9]．滅菌できない機器は高水準の消毒を行ってください．使い捨ての器具も同様に，状況に合わせて滅菌済みの既製品も使用します．清潔区域と不潔区域の概念は，訪問歯科診療時は外来診療と違い曖昧になる部分が多く注意が必要です．

❻環境対策

　口腔ケアや処置を行う場合は，口腔内から唾液が飛散する可能性が高くなります．外来での対応に準じて，感染拡散に対しての防御（患児にエプロンを掛ける等の対策）は十分に行いましょう．特に気管切開部や人工呼吸器を使用している場合は，飛散した唾液が医療デバイスに付着する可能性もあります．その他リネン類などへの飛散防止対策は十分行いましょう．

❼処　置

　処置が原因で，感染症（肺炎や処置部の炎症）を引き起こす場合もあります．特に，専門的ケア時には浮遊した口腔内微生物を誤嚥させないように，適度に吸引や拭掃をしましょう．毎日の口腔ケア時の感染症対策についても，家族や関係者に十分に説明することは重要です．

　外科処置でも血液中に微生物が侵入してしまう可能性も考えられます．処置前の口腔衛生管理や，術前の術野の消毒も行いましょう．観血処置時の感染予防については，特に心内膜炎予防のための術前投与は重要です．医科に対診をとりガイドラインに従って対応しましょう（**表 4-3**）[10]．

　摂食嚥下リハビリテーションを行うときの，誤嚥対策も必要です．口腔衛生状態を確認してから直接訓練や間接訓練を行いましょう．

表 4-3　歯科処置前の抗菌薬の標準的予防投与（小児）

投与方法	βラクタム系抗菌薬アレルギー	抗菌薬	投与量	投与回数	備考
経口投与可能	なし	アモキシシリン	50mg/kg（最大2g）	単回	処置前1時間
	あり	クリンダマイシン	20mg/kg（最大600mg）	単回	処置前1時間
		アジスロマイシン	15mg/kg（最大500mg）		
		クラリスロマイシン	15mg/kg（最大400mg）		
経口投与不可能	なし	アンピシリン	50mg/kg（最大2g）	単回	手術開始30分以内に静注，筋注，または手術開始時から30分以上かけて点滴静注
		セファゾリン	50mg/kg（最大1g）		
		セフトリアキソン	50mg/kg（最大1g）		手術開始30分以内に静注，または手術開始時から30分以上かけて点滴静注
	あり	クリンダマイシン	20mg/kg（最大600mg）		手術開始30分以内に静注，または手術開始時から30分以上かけて点滴静注

❽感染性廃棄物の管理

家庭から出る在宅医療廃棄物は，「一般廃棄物」として位置づけられていますが，廃棄物処理法上，市町村に責任があるため，地域によってルールはさまざまです[11, 12]．各自治体のルールに従ってください．

しかし，訪問時に感染した物品は，スタンダードプリコーションの基準に従い，まとめて帰院したあとに廃棄したほうが望ましいです．鋭利な刃物は，ガラスやプラスティックの容器に廃棄します（バイオハザードマーク：黄色）．鋭利でない場合はビニール袋にまとめます（バイオハザードマーク：オレンジ）．液状の廃棄物は，下水に流して差し支えないとされていますが，明らかに感染の疑いがある場合は，消毒してから排水することが望ましいです．

❾おもに小児が罹患する感染症（国立感染症研究所：「小児感染症」改変）[13]

RSウイルス感染症，咽頭結膜熱，感染性胃腸炎，手足口病，伝染性紅斑，突発性発疹，麻疹，風疹および先天性風疹症候群（CRS），水痘，流行性耳下腺炎（ムンプス・おたふくかぜ），ヘルパンギーナ，ノロウイルス感染症，インフルエンザ，A群溶血性レンサ球菌咽頭炎，百日咳，乳児ボツリヌス症，日和見感染症：Candida albicans など．

5─安全対策（全身管理や偶発症を含む）

❶リスクマネジメント

在宅での歯科医療は，定期検診，保健指導，歯面清掃などの予防処置や歯石除去[14]，摂食指導[15]などが主体であり，その際の医療安全の構築がリスクマネジメント（危機管理）です．医療安全の基本フレームは，「リスクを知る」「リスクの評価：見極め」，「リスクへの対応」があげられます．対象となる子どもの見極めと対応について概説します．

❷重症心身障害児の在宅歯科診療時のリスク（図4-15，表4-4）

1）呼吸障害

（1）概 要

上気道狭窄（胸郭変形による），気管や気管支の狭窄，胸郭運動障害（脊椎や胸郭変形による），気管軟化症，中枢性呼吸障害（広範な脳損傷による），排痰障害などが重症心身障害児の呼吸障害の要因です（表4-5）[16]．特に過緊張や開口時に呼吸抑制が起こりやすくなります[17]．つまり歯科診療時に呼吸抑制が起こるといえます．

（2）見極め

寝たきりで座位がとれない，体が小さい重症心身

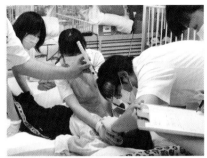

図 4-15　重症心身障害児の口腔内診査

表 4-4　重症心身障害児の在宅歯科診療時のリスク

①呼吸障害
②筋緊張亢進
③筋緊張低下
④易骨折性（骨粗鬆症）
⑤姿勢異常（側弯, 四肢拘縮）
⑥摂食嚥下障害
⑦てんかん
⑧発熱
⑨感染症への配慮

表 4-5　呼吸抑制の要因

閉塞性 換気障害	上気道狭窄（胸郭変形） 気管・気管支の変形・狭窄 喉頭部狭窄（吸気時の披裂部の下部落ち込み） 気管軟化症（呼気時に気管が扁平化する） 舌根後退（反り返りによる舌根後退から気道狭窄） 舌根沈下（仰臥位の場合, 重力） 中枢性呼吸障害（広範囲の脳損傷） 排痰障害
拘束性 換気障害	胸郭運動障害（胸郭の扁平化, 側弯, 関節拘縮による） 呼吸運動障害（筋の過緊張）

表 4-6　重症心身障害児（者）におけるバイトブロックによる SpO_2 低下要因

順位	要因	AIC	差
1	身長（低い）	− 8.60	―
2	体重（少ない）	− 8.55	0.05
3	寝返り（不可）	− 6.78	1.77
4	年齢（低い）	− 3.57	3.21
5	座位保持（不可）	− 3.36	0.19
6	首座り（不可）	− 1.49	1.89

（Ogasawara T, et al.：JSCD. 15, 1995）

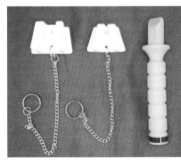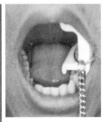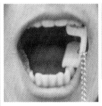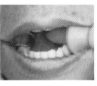

図 4-16　各開口保持器と開口量
バイトブロック（L サイズ, M サイズ）と EZ ブロック

障害児は, 頭部前屈やバイトブロックの使用により呼吸抑制が起こることがあります（**表 4-6**）[17, 18]. さらに大きいバイトブロックのほうがより呼吸抑制は起こりやすくなります（**図 4-16, 17**）[17]. 見極めは, 体が小さい, 胸郭変形, 安静時に奇異呼吸（シーソー呼吸）や陥没呼吸, 吸気時の喘鳴（ヒューヒュー, ぜいぜい）が認められる場合は, 呼吸障害があり, 開口により呼吸停止の危険性があります. 仰臥位姿勢, 頸部過伸展, 筋緊張亢進が気道を狭窄させ, さらなる呼吸抑制を起こします.

（3）対 応

　呼吸障害を避けるためには, 筋緊張の亢進（過緊張）をさせないことが重要です. 筋緊張の亢進のためのポジショニングは, 後述します.

　バイトブロックの挿入直後に呼吸状態（呼吸音, 胸の上がり）を確認してください. バイトブロックを挿入し, 呼吸停止が認められる場合, さらに開口量を少なくして, 呼吸が維持できているかを確認します. 診療に際してパルスオキシメーターの装着（**図 4-18**）により呼吸状態を監視し, SpO_2 が 95% 以上から 90% 未満になったときは即時にバイトブロックを除去し, 必要に応じて気道確保を行うことが求められます. ベッドサイドモニターの持参は, SpO_2 の低下により警報音が鳴るので, より有益です.

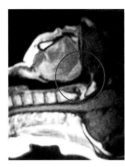
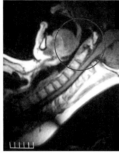

図 4-17　水平位と頸部前屈位における MRI 画像
健常成人では，水平位で開咬状態の軌道と比較して前屈位で開咬保持器を使用することにより，舌根と咽頭後壁が平均24％狭窄する．

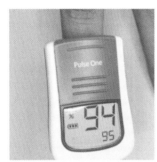

図 4-18　パルスオキシメーター装着

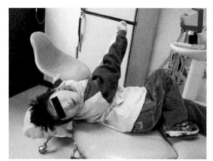

図 4-19　筋緊張亢進による原始反射
非対称性緊張性頸反射

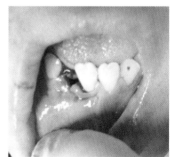

図 4-20　バイトブロックによる歯の脱臼

2）筋緊張の亢進（過緊張）

（1）概 要

　痙直型や混合型の脳性麻痺を合併している重症心身障害児は心理的な要因（不安，不満，興奮，精神的ストレス）や痛みにより筋緊張亢進状態となり，頸部が片側を向き手足の筋肉が突っ張る（非対称性緊張性頸反射），頸部後屈し，背中が反り返る（緊張性迷路反射），全身の伸展状態などが起こります（**図 4-19**）．筋緊張の亢進は呼吸障害，むせ（口腔機能の低下）や咬反射をも起こします．呼吸障害はさらなるストレスとなり，筋緊張を助長させ，悪循環となり[19]，呼吸停止に陥ることがあります．患者本人も苦痛を感じ，歯科医師も治療が困難になります．痙直型の脳性麻痺は，筋の過緊張から咬反射がみられることがあり，開口保持器を前歯部で噛ますと下顎前歯の脱臼を起こすことがあります（**図4-20**）．

（2）見極め

　痙直型や混合型の脳性麻痺と診断されている重症心身障害児は注意してください．問診にてストレスによる反り返りや頸部後屈などの過緊張状態の有無を聴取し，参考にします．

（3）対 応

　ストレスを与えない[19]，ポジショニング[19]，理学療法[20, 21]などが筋緊張亢進を少なくします．痛みを与えないことを心がけることは重要です．歯科診療に際して，開口状態の保持は不可欠です．しかし，この開口させることがストレスになりうるので，一時的な筋緊張の亢進は避けられません．

　ポジショニングとは，安全でリラックスした姿勢をとることです．股関節屈曲がしっかり保持され，関節可動域の中間位を取り，全身を丸くさせたボールポジションをとることによりリラックス状態を作ります[22]．歯科領域ではBobathの反射抑制肢位として知られています（**図4-21**）[23]．

　筋緊張を緩和させる理学療法として上田法があります．上田法には五つの方法がありますが，頸部法が簡便で，歯科医療関係者でも実施しやすいと思います（**図4-22**）．上田法は，患者の側頭部を両手で把持し，頸椎から胸椎の回転軸を保ったまま最大回

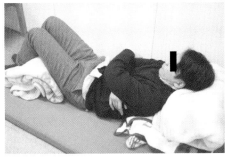

図 4-21　Bobath の反射抑制肢位
①股関節屈曲の保持
②関節可動域の中間位
③頭部屈曲させない，前屈しすぎない
④肩を後方に引かない
⑤腕はなるべく前に置く
⑥全身を丸くさせたボールポジション

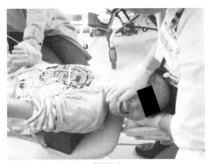

図 4-22　上田法の頸部法

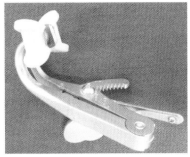

図 4-23　開口器
緊張の強い重症心身障害児への使用を避けることが望ましい．

旋できる位置まで頭部を回旋させ，3 〜 5 分動かさずに保持し，その後開放するものです．上田法の実施には，理解とコツが必要ですので，上田法のインストラクターである理学療法士から学ぶことをお勧めします．いずれの方法も完全に筋緊張の緩和には至っていませんが，できる限り筋緊張を緩和させる点で有効です．

金属製開口器（図 4-23）は，脳性麻痺の痙直型や混合型の緊張が強い重症心身障害児への使用により過緊張から歯の損傷や亜脱臼を起こすことがあります．緊張が強くなくても開口器のゴムが脱落し，誤飲・誤嚥の危険性がありますので，ゴムを外しておくことが重要です．

3）筋緊張低下

（1）概 要

筋ジストロフィーなどの筋力低下，アテトーゼ型の脳性麻痺や Down 症候群などの筋緊張低下をきたした重症心身障害児がいます．筋力低下や筋緊張低下は全身の関節可動域の増加や加齢とともに気道分泌物の喀出力低下，呼吸機能の低下が起こることが

あります．関節可動域の増加は，顎関節でもみられ，開口量が多くなり，気道狭窄をきたす可能性があります．喀出力の低下は，むせや呼吸状態の悪化につながります．筋緊張の低下は，加重がかからず骨折しやすい傾向もみられます．

（2）見極め

座位で前屈させると胸腹部と大腿が密着し，二つ折れになる状態（double folding posture），腹臥位の乳児の腹部を手で水平に持ち上げると頭部と四肢が垂れ下がり，逆 U の字型の形（逆 U 姿勢）になる状態は，筋緊張低下を示します．また筋緊張低下では，上肢を広げ，足を大きく開き，胸や腹が平らになるフロッグ・レッグ・ポスチャー（カエルがお腹を上にした様子に似ている）[22]の状態もみられます．

（3）対 応

呼吸状態の監視のためにパルスオキシメーターの装着が重要です．頭部前屈状態で開口量が大きくなると気道狭窄をきたすので [17]，大きめの開口保持器の使用や開口器による開口量の拡大を避けてください．気道分泌物や水の使用でむせや誤嚥，呼吸状態

の悪化をきたすので，適切な吸引を行うことが重要
です．

4）易骨折性
（1）概 要
　重症心身障害児は立位歩行ができない（不動に伴
うメカニカルストレスの減少）ことが骨粗鬆症を招
く最大の要因です[24, 25]．その他の要因として抗て
んかん薬の使用，カルシウムやビタミンD，微量元素，
蛋白質の摂取不足，日光不足などがあげられま
す[25]．重症心身障害児の骨折の頻度は約2％[26-28]
です．骨折の特徴は，骨折を起こした原因や時期が
不明で，受傷から受診までの日数がかかることです．
また重症心身障害児へビスフォスフォネートが投与
されていることがあり，顎骨壊死のリスクがありま
す[29, 30]．

（2）見極め
　重症心身障害児のBMIが低い（平均BMI 12），
寝たきりが骨折をきたしやすいという報告[28]があ
ります．

（3）対 応
　衣服の着脱でも骨折を起こす可能性がありま
す[22]．車いすからベッドへの移乗には，慣れた保護
者に依頼します．特に骨粗鬆症と関節拘縮が重なり，
膝関節周辺の骨折が多いことが報告されています[28]
（**図4-24**）．つまり，膝などを不用意に抑えないこ
とが重要です．
　ビスフォスフォネートが投与されている場合，特
に口腔の清潔に努め，歯科疾患の予防に配慮しま
しょう．

5）姿勢異常（側弯，四肢拘縮）
（1）概 要
　側弯のある重症心身障害児（**図4-25**）は，気道
狭窄や胃食道逆流が多くみられます[31]．特に顔が片
側に向いている場合，顔をまっすぐにすることで呼
吸が止まることがあります．四肢関節の拘縮がある
場合，無理に伸ばそうとすると骨折することがあり
ます．

（2）見極め
　側弯や四肢拘縮は，視診で判断可能です．

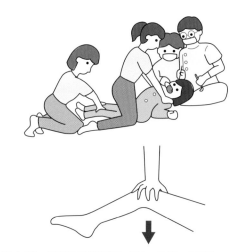
図4-24　重症心身障害児における骨折の危険性
拘縮している膝関節などを押さえることにより骨折しやすい．

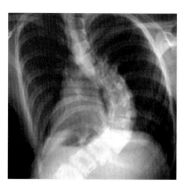
図4-25　重症心身障害児の胸郭変形

（3）対 応
　口腔内診査や処置には，重症心身障害児の日常の
姿勢を変化させないようにして，歯科医師や歯科衛
生士がひざまずくなどし，彼らの姿勢に合わせる必
要があります（**図4-26**）．歯科医療スタッフは腰に
負担を掛けないように腰を曲げないことを心がけま
しょう．

6）摂食嚥下障害
（1）概 要
　摂食嚥下障害のある重症心身障害児は，口腔ケア，
診査，処置時に誤嚥を起こすことがあります．誤嚥
によりSpO_2の低下や治療後の発熱を起こす危険性
があります．

（2）見極め
　経口摂取できていない重症心身障害児は，誤嚥の

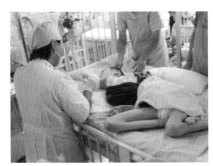

図4-26　側弯のある重症心身障害児（者）の口腔内診査

リスクがあります．また経口摂取できている児でも過緊張により誤嚥することもあり，注意が必要です．

（3）対 応

　口腔ケアや診査，処置を行う際には，30度のリクライニング位とし，頭部前屈，顔を片側に向けることにより貯留した唾液や水を舌下や頬粘膜上に溜まるようにして，咽頭へ流れないようにします．貯留した水分は適宜吸引し，咽頭へ流れ込むことを防止します．

7）てんかん

（1）概 要

　重症心身障害児のてんかん合併率は60〜70％と高く，難治性のものが37％とされています[32]．ライフステージによりてんかん発作の頻度やてんかんの類型が変化することがあります[32]．また，抗てんかん薬のフェニトインを服用している際には，薬物性歯肉肥大の予防のために口腔ケアが重要となります．

（2）見極め

　保護者に発作の頻度を聴取し，抗てんかん薬により発作がコントロールされていない場合，歯科処置時にてんかん発作を起こす可能性があります．またてんかん重責状態（けいれん発作が5分以上持続するもの）の既往の有無について聴取することも忘れないでください．てんかん重責状態になった既往があれば，その際の対処法や治療薬の有無を確認して歯科治療を行うことが重要です．

（3）対 応

　口腔内診査や処置時にてんかん発作を起こした際

には，数分で自然に治まるので，静かに見守って下さい[33]．その際に口腔内に開口保持器やガーゼなどが入っているときは，すぐに除去します[33]．舌を噛むからといって開口器などを入れる必要はなく，むしろ口腔内に入れた物は除去し，創傷を避けるべきです．ただし，5分以上のてんかん発作は，重積発作を疑う所見となるので，家庭にあるダイアップ座薬の挿肛，人工呼吸，119番通報などを行います．てんかん重積状態は，死に至ることもあります．てんかん診療ガイドラインの重積状態の治療フローチャートを図4-27に示します．ミダゾラム0.1％注射液を持参している場合，口腔内投与や鼻腔内投与は即効性があり，ガイドラインにより推奨されています[34]．吐物や分泌物が口腔内にみられたら，誤嚥防止のために顔を横に向けて掻き出す，あるいは吸引します．

8）発 熱

（1）概 要

　脳性麻痺の重症心身障害児は，体温調節の未熟によるうつ熱，感染症による発熱だけでなく，環境変化，外出，ストレスにより過緊張から横紋筋融解症になり，40度以上の発熱を起こすことがあります．その際にCPKの上昇，ミオグロビン尿，腎不全，高カリウム血症となり，致死性不整脈，DICに多臓器不全，横紋筋融解症から死に至ることがあります[35-37]．歯科治療のストレスにより横紋筋融解症を発症した症例があります[38]．

（2）見極め

　体調変化やストレスによる高熱の既往があれば，十分に注意します．

（3）対 応

　横紋筋融解症の誘因の一つであるストレスを避けることが重要です．歯科治療はストレスを与え，筋緊張から骨格筋の破壊をきたし，筋細胞成分が血液中に流出し，発熱，腎不全，心停止を起こします．1回の歯科治療時間を短くし，過度なストレスを避けましょう．

　治療中に38度の発熱が認められた際には，歯科処置を速やかに中止し，病院へ搬送します．早期大量輸液，高カリウム血症対策，尿アルカリ化，利尿

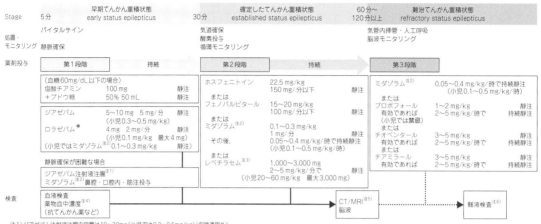

図 4-27　てんかん重積状態の治療フローチャート（日本神経学会監修，てんかん診療ガイドライン 2018.[34]）

薬投与が行われ，さらに急性腎不全が進行した場合，血液透析や血漿交換が実施されなければなりません.

9）感染症への配慮

（1）概要

重症心身障害児の死因の第 1 位は呼吸器感染症です[39].気管切開，人工呼吸器，胃ろうのためさまざまなデバイスを装着し，医療・介護関連肺炎（NHCAP）の感染リスクになりやすいといえます.重症心身障害児の歯垢内の日和見感染菌の検出[40]や気管切開患者の呼吸器感染症の原因として肺炎球菌，インフルエンザ菌，黄色ブドウ球菌[41]の報告があります.また施設内での呼吸器感染症はアウトブレイクを起こすことがあります[39].重症心身障害児は，感染症に罹患すると重症化しやすいので，予防対策が重要です.

（2）見極め

さまざまなデバイスを装着された重症心身障害児は，細菌の伝播に注意します.

（3）対応

手指衛生をはじめとした標準予防策の遵守が基本です.

❸超重症児・医療的ケア児の在宅歯科診療時のリスク

超重症児や医療的ケア児は，医学的管理下でなければ呼吸することも栄養をとることも困難です.さらに自覚症状を訴えることもできません.医療的ケア児の在宅歯科診療により歯科的健康を維持することは，QOL を維持するうえで意義深いといえます.しかしながら，歯科治療の実施に際しては，さまざまな配慮が必要となります（**表 4-7**）.

1）気管切開患児の気管腕頭動脈ろう

（1）概要

気道狭窄や繰り返される誤嚥性肺炎による気管切開後に，そして胃食道逆流症による喉頭気管分離術後に気管カニューレが挿入されます.気管カニューレ先端が気管前壁に接触することにより気管粘膜のびらんや潰瘍，肉芽が生じます.特に喉頭気管分離術後で気管カニューレの角度が直角のものでは，潰瘍を生じやすく，さらに持続的な潰瘍形成や気道感染などが加わると気管粘膜の炎症が気管軟骨のみならず腕頭動脈壁まで及び，ろう孔が動脈までつながり，気管腕頭動脈ろうが形成されます.気管切開後，数か月から数年で呼吸管理が安定している状況下で

表 4-7　超重症児・医療的ケア児の在宅診療時のリスク

①気管切開患児の気管腕頭動脈ろう
②気管カニューレの抜去
③分泌物の増加
④在宅酸素療法への注意
⑤心不全
　（他，重症心身障害児のリスクを含む）

気管腕頭動脈ろうが形成され，気管カニューレから動脈性の大出血を起こし，窒息や循環虚脱をきたし，死亡に至ります[42]．救命率は 30 ％以下です．

（2）見極め

気管腕頭動脈ろうの発生率は，気管切開患者では 0.7 ％[43]，喉頭気管分離術患者では 3 ～ 12 ％[44-46] です．喉頭気管分離術では，気管を皮膚側へ持ち上げるために気管が前方に移動し，気管カニューレが気管壁に接触し，肉芽形成を起こしやすくなります．つまり喉頭気管分離術は，気管切開より気管腕頭動脈ろう形成の危険性が高くなります．また脳性麻痺児は筋緊張が強く，加齢とともに頸部後屈や側弯となり，腕頭動脈と気管が近接し，腕頭動脈ろうを形成する危険性が高くなります．腕頭動脈ろうからの大量出血の前徴は，気管内視鏡検査で腕頭動脈の拍動の観察や気管内吸引時の少量の出血です[42]．短い胸郭前後径，激しい体動も気管腕頭動脈ろうの発症要因です[47]．

（3）対 応

歯科処置時に気管カニューレに触れないようにします．気管腕頭動脈ろうが発症した場合，手術まで到達できずに死亡する割合が 32 ～ 43 ％[48] なので，目前で気管カニューレから大出血をきたした場合，119 番通報はもちろんですが，カフつきの経口挿管用チューブを出血点よりも深い位置まで挿入し，カフを膨らませて出血点を押さえる，または末梢気道への血液流入を防ぎ[42, 49]，できる限りのことを行い，緊急搬送します．

2）気管カニューレの事故（自己）抜去

（1）概 要

気管カニューレの事故抜去は，いつでも誰がケアしても起こりうる事故です[50]．カニューレの事故抜去は気管孔の狭窄や気管の狭窄をきたし，呼吸困難

になる場合も少数ですがあります．さらに大泣きや事故抜去から時間が経過しますと同じサイズの気管カニューレの挿入が困難なこともあります．気管カニューレの事故抜去により不幸な転帰をとることがあります[51]．

（2）見極め

気管カニューレの抜去は，ガーゼの下に隠れて発見が遅れることがあります[51]．早期発見が重要で，生体モニターが有用です．人工呼吸器が装着されていれば，気管カニューレの抜去時に低換気量・無呼吸アラーム，$EtCO_2$ モニター波形の消失が確認できます．パルスオキシメーターだけの装着であれば，SpO_2 の低下や心拍数の変化（はじめは心拍数の上昇，時間経過により心拍数の低下）が認められます．また胸の上がりや胸部聴診でも確認できます．

（3）対 応

気管カニューレを抜くと短時間に気管孔が狭窄することがあります[52]．歯科医師が事故抜去に気づいたら，家族による挿入が推奨されています[51]．抜去したサイズと同じ気管カニューレの挿入が困難なときは，細い気管カニューレを挿入します．気管カニューレが床に落ちたなど不潔になった場合，新しいものの挿入やアルコール綿で清拭してから挿入することも問題ありません[50]．事故抜去時の最優先事項は，呼吸の維持と気管切開孔の狭窄予防です[50]．

3）分泌物の増加

（1）概 要

気管切開されている重症心身障害児の口腔内診査や処置に際して，口腔内刺激により唾液の分泌が増加し，咽頭への流入，気道分泌物の増加を認め，SpO_2 が低下します．多量の分泌物になると気管カニューレから吹き出すこともあります．

（2）見極め

副雑音（断続性ラ音：水疱音）は聴診器がなくても聴取できる場合，カフ上部と下部の吸引が必要となります．また視覚的に気管カニューレ内に分泌物がみえる場合も吸引を必要とします．SpO_2 の低下，陥没呼吸，呼気の延長，努力性呼吸がみられたときも吸引を考慮します．

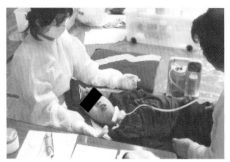

図4-28　口腔内診査時の吸引

（3）対 応

　口腔内診査時も分泌物が増えることがあり，適宜吸引を行います（**図4-28**）.

a. 気管カニューレのカフ上部吸引チューブと内部吸引チューブの吸引

①手指衛生：目にみえる汚染がある場合には，適切に手洗いをします．目にみえる汚染がない場合には，擦り込み式アルコール製剤による手指消毒だけで十分です.

②気管カニューレのカフ上部の吸引：先にカフ下部の分泌物から吸引しますと上部に貯留していた分泌物を引き込むので，先にカフ上部に貯留した分泌物を吸引します.

③気管カニューレのカフ下部（内部吸引チューブ）の吸引

b. 気管吸引

①手指衛生と感染防御：手指衛生を行ったあとに使い捨ての手袋，ビニールエプロン，ゴーグル，マスクを着用します.

②吸引カテーテルの選択：気管カニューレ内腔のおよそ1/2とします．吸引カテーテルサイズの表記はFrで外周（mm）（Fr×1/3＝外径）を示しています．気管カニューレのサイズは内径で表示されています（サイズ6は内径6mm）．したがって，気管カニューレのサイズが6であれば，吸引カテーテルの直径が3mmとなり，およそ8Fr（Fr＝外径×3）のサイズを選択します．吸引カテーテルのサイズは5，6，8，10，12，14，16，18Frがあります.

③吸引カテーテル挿入の深さ，吸引圧，吸引時間：

吸引カテーテルの挿入の深さは，気管カニューレの先端，あるいは少し超えたぐらいまでです．それは，気管粘膜を刺激せず，肉芽形成の予防となります[53]．また気管分岐部まで挿入するとむせや咳が出るので，深く入れすぎないようにしましょう.

④吸引カテーテルによる吸引圧と吸引時間：吸引圧は20kPa（200cm水柱）以下，吸引時間は10〜15秒とします．必要以上の長い吸引や吸引圧が強いと肺胞虚脱や低酸素血症を招きます.

4）CO_2 ナルコーシスへの注意

（1）概 要

　呼吸を調節するのは，延髄にある中枢化学受容体（CO_2 の上昇に反応）と末梢の頸動脈小体の化学受容体（O_2 に反応）です．通常は，CO_2 の蓄積が呼吸中枢を刺激し，呼吸運動を促進させますが，在宅にて酸素を吸入している児は，CO_2 の蓄積に慣れて呼吸中枢の感度が悪くなり，CO_2 の蓄積では呼吸運動が促進されません．そのために末梢の化学受容器のみが働き，O_2 により呼吸が調節されます．したがって在宅酸素療法されている児は，高濃度・高流量の酸素投与により自発呼吸が減弱し，CO_2 の蓄積が進み，呼吸困難や意識障害を起こします（CO_2 ナルコーシス）．つまり，CO_2 ナルコーシスとは呼吸の自動調整能が破綻し，二酸化炭素（CO_2）が体内に貯留することで意識障害が出現する病態の総称です.

（2）見極め

　在宅酸素療法が施されている患者は，慢性呼吸不全なので，不用意な酸素投与による CO_2 ナルコーシスの発症に注意してください.

（3）対 応

　歯科治療を行う際に高濃度・高流量の酸素を投与しないでください．日常の酸素濃度と投与量を維持して歯科治療を行ってください.

5）在宅酸素療法（HOT：Home Oxygen Therapy）では火気厳禁

（1）概 要

　在宅酸素療法を行っている患者は顔面周囲に濃度の高い酸素が存在します．酸素自体は燃えませんが，燃えているものをさらに燃やす性質があります．火

傷や火災の原因になり得ます.

(2) 見極め

　酸素濃縮器を使用している患者への火気の使用を避けて下さい.

(3) 対 応

　酸素濃縮器の使用中は，装置の周囲 2m 以内には火気を置かず，電気メス，レーザー，焼きブラガーの使用は避けることです.

6) 心不全

(1) 概 要

　筋ジストロフィーは，加齢とともに筋の変性・壊死が進み，心不全をきたします. 筋ジストロフィーでは運動機能の低下や呼吸器装着などで心機能低下がわかりにくくなっています[54]. 感染や侵襲度の高い医療等で負荷が高くなると，心拍数が増加し低心拍出量となり, 四肢冷感, 低血圧, チアノーゼとなり, 心不全の悪化をきたします. 重篤な事態に陥ることもあります[54]. また先天性心疾患は，右心不全の状態であり，悪心・嘔吐，下腿・大腿浮腫を起こし, 心拍数の増加により心不全が急性増悪し，血圧低下をきたします.

(2) 見極め

　年齢の高い筋ジストロフィーは，心不全の危険性があります. 息切れ，動悸，咳き込み，息苦しさなどの症状は，心不全の所見です. またチアノーゼ群の先天性心疾患の患者は常時チアノーゼを呈していますので，リスクが高く，在宅での局所麻酔下の歯科治療を避けることが望ましいといえます. 寝たきりの要介護高齢者に頻脈，息苦しさ，頻呼吸などの心不全の所見がみられるときは，局所麻酔下の歯科治療を避けるべきです.

(3) 対 応

　年齢の高い筋ジストロフィー，チアノーゼ群の先天性心疾患の患者には，在宅での侵襲性のある歯科処置を避け，急性心不全に至らないようにします. 歯科処置の際には，モニタリングを実施し，心拍数が増加しないようにします. 頻脈は心臓に負荷を与え，心不全の急性増悪を招きますので，頻脈にならないように歯科治療を進めていくことで急性心不全を避けることができます.

第**5**章 | 小児在宅歯科診療の実際

1—情報収集

❶概要，フローチャート（図5-1）

訪問の依頼を受けたら，まずは患児に関する情報収集を行います．初回訪問の前にできるだけ多くの情報が得られることが望ましいのですが，依頼ルートによっては事前に得られる情報が限られることもあります．たとえば，主治医から訪問の依頼があった場合には，診療情報提供書で患児の全身状態を事前に確認することが可能です．しかし，患家から直接訪問の依頼があり，急を要すると判断した場合には，まず訪問して状況を確認し，その上で主治医への情報提供を依頼することもあります．看護師など，他職種との情報共有にも同じことがいえます．

初回訪問では医療面接を行い，診査・診断に基づいて治療・管理計画を立案します．その計画を家族に説明して，継続的な訪問を行うことに同意を得ます．在宅で対応できない歯科治療が必要な場合には，後方支援の役割を担う医療機関（大学病院・療育病院等）へ治療を依頼し，治療後の口腔管理を訪問で行うといったように役割を分担することもあります．主治医や他職種から紹介を受けた場合には，初回訪問後に治療・管理計画を報告し，追加で必要な情報

があれば問い合せを行います．

二回目以降の訪問では，治療・管理計画に基づいて診療を進めます．発達の程度や病態の変化等により，管理計画の見直しが必要な場合には，変更点を家族に説明します．管理期間中は，主治医への対診や関係他職種との情報のやりとり，後方支援病院への治療依頼を必要に応じて都度行い，関係者と情報共有しながら診療を進めることが重要です．

❷依頼から訪問までの確認事項
1）訪問の依頼ルート

訪問歯科診療の依頼ルートとしては，在宅主治医や訪問看護師といった小児在宅医療に関わる他職種からの依頼が主となります．そのほかには，病院主治医からの依頼や，保健所や保健センターからの依頼，家族からの直接の依頼があります．歯科からの依頼ルートとしては，総合病院，療育病院，大学病院の歯科や，地域の歯科医師会等があげられます．

2）診療情報の収集

訪問歯科診療の依頼を受けた際には，患者基本情報（氏名，性別，住所，電話番号，生年月日）のほかに，依頼元（紹介状の有無），主訴，基礎疾患，主治医，ADL，医療的ケア等を確認します．特に，主訴については緊急性のあるものかどうかを判断し，初回訪問の日程を組む必要があります．車で行くことが可能か，公共交通機関で行くのかなど，訪問するための交通手段についてもあらかじめ確認します．

3）保護者の主訴等の確認

訪問歯科診療の対象となる在宅療養児の多くは，重度の知的能力障害と身体障害を合併した重症心身障害児であるため，保護者から主訴を聴取することになります．小児の訪問歯科診療の主訴としては，口腔ケアや摂食嚥下リハビリテーションに関するものが多くみられます[1,2]．低年齢の在宅療養児は歯

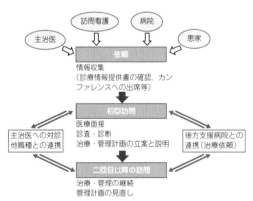

図5-1 小児の在宅歯科診療の流れ

科受診歴がないことが多いのですが，歯科受診歴がある患児の場合には，経験したことのある治療内容を確認し，歯科治療中の様子や，気をつけてほしいことを事前に確認します．あらかじめ問診票を送付するなどして，情報を整理しておくとよいでしょう．

4）主治医からの依頼内容や診療情報の確認

　多くの在宅療養児は「病院主治医」の定期的な診察を受けています．また，医科の訪問診療を受けている場合には「在宅主治医」が在宅医学管理を行っています．このように，小児在宅医療の現場では病院と在宅の両方に主治医が存在することがあります．主治医から訪問歯科診療の依頼を受けた場合は，診療情報提供書で依頼内容や全身状態を確認します．他のルートで依頼を受けた場合には，こちらから主治医（病院主治医または在宅主治医，もしくはその両方）に対して情報提供を依頼する必要があります．具体的に確認すべき項目は，これまでの経過，入院歴，現在の全身状態や治療方針，呼吸管理や栄養管理の方法，服用薬剤，てんかん発作のコントロール状態，歯科診療において注意すべき特記事項等です．在宅療養児は，口腔内診査を行うだけでも筋緊張が亢進したり，呼吸状態が悪化したりすることが少なくありません．診察にあたって，医学的な情報はしっかり収集しておきましょう．

5）他職種等関係者との連携の確認

　在宅医療は他職種と連携することを前提としています．小児の訪問歯科診療においても，患児が受診している医療機関や療育施設，利用している在宅サービス（訪問診療，訪問看護，訪問リハビリテーション，居宅介護等）や通所・入所サービス（通園施設，デイサービス，短期入所等），学校を確認し，関係する他職種と連携をとる必要があります．訪問歯科診療を開始する際に文書等で連絡をとっておくと，その後の連携がスムーズです．可能であれば，病院から在宅へ移行する際に行われる「退院時カンファレンス」や，医療・福祉・教育の担当者が集まる「サービス担当者会議」等の他職種が集まる場に出向き，顔のみえる関係で情報共有を行うとよいでしょう．特に関わる機会が多い医療関係の他職種との連携について**表 5-1** にまとめます．

表 5-1　他職種との連携内容

職　種	連携内容
医　師	全身状態・病態，医学管理方針
看護師	日常的な体調，在宅での医療的ケア，口腔ケア，家族支援
理学療法士・作業療法士	運動機能・認知機能，姿勢・装具，呼吸リハビリテーション
言語聴覚士	摂食嚥下リハビリテーション，コミュニケーション，口腔ケア
管理栄養士	栄養状態，食形態・調理方法
薬剤師	服薬

6）患家の設備の確認

　まず，訪問歯科診療は患児の「生活の場」での診療であることを理解する必要があります．在宅での診療は，歯科治療に特化した設備の整う外来での診療とは異なり，どうしても診療設備や衛生面での制約を受けてしまいます．一方で，「患児が緊張しないような環境作りや姿勢の調整」「実際の生活環境での口腔清掃指導や摂食指導」などは，在宅だからこそできることです．個々の状態に合わせて診療環境を構築することから在宅での診療は始まります．

　在宅での訪問歯科診療は，ベッドや布団の上で行われることが多いのですが，姿勢を保持するために，移動用のバギー（子ども用車いす）や座位保持装置の上で診療を行う場合もあります．姿勢の調整にタオルやクッションが必要な場合には患家に協力してもらいます．どの姿勢がよいかはそれぞれ異なるため，初回訪問の際に保護者と相談し，患児が緊張しにくく安全に診療が行える姿勢を設定します．

　慢性呼吸不全等の呼吸器疾患を有する児の診療においては，診療中の呼吸状態をモニタリングする必要があります．自宅にパルスオキシメーターがあるかどうか確認し，ない場合にはポータブルのパルスオキシメーターを持参します．

　吸引器の有無も確認しましょう．多くの在宅療養児は嚥下障害を有するため，口腔ケアや歯科治療において吸引器具は必須です．自宅で使用している吸引器で対応できることもありますが，十分な吸引力が得られない場合にはポータブルの歯科用バキュームが必要になります．

　そのほか，在宅人工呼吸器，在宅酸素，機械的排

痰補助装置など，普段使用している医療機器で歯科診療の際に必要なものがあるかどうか，あらかじめ確認しておくとよいでしょう．

2—小児本人，保護者への挨拶，改めて主治医からの診療情報の確認，保護者への状況の聞き取り

❶ 小児本人や保護者への挨拶

保護者への挨拶と小児本人への挨拶は重要です．個人宅に入室するため，基本的なマナーを守って行動してください．在宅で療養する障害児は，車いすやベッドで臥位になっていることが多くあります．小児への挨拶も忘れずに行いましょう．

❷ 改めて主治医からの診療情報の確認

訪問前に医科からの情報提供者で患者情報を確認します．当日手渡しの場合は，訪問時に確認します．

1）診療情報提供書の確認

情報提供書には，対象児の診断名や経過が記載されています．記載内容は，退院時サマリー（要約）をもとにして，既往歴や現病歴などの医療情報が時系列で記載されてくることもあります．また，詳しい内容が書いていない場合もあります．足りない情報がある場合は，医科の主治医に確認しましょう．

診断名（傷病名）から，対象児の現状を確認します．人工呼吸器の使用の有無（夜間のみの場合も含める），栄養摂取状態（経口・経鼻経管・胃ろう・腸ろう等），心疾患の有無（心内膜炎予防のための術前投与が必要かどうか），腎疾患や肝疾患の有無（投薬時に薬剤の代謝経路の変更），等を確認します．たとえば，経口摂取を行っていない場合は，誤嚥する可能性が高いことが予測でき，流涎が多い場合も嚥下に問題があることが予測できます．

在宅障害児の，精神発達・心理的発達と行動の障害，神経・運動疾患，感覚障害，音声言語障害，摂食機能障害，精神および行動の障害，のどの項目に当てはまるかの確認も必要です[3]．

❸ 保護者への状況の聞き取り（医療情報の収集）

初回であれば，主訴を含めた現在の全身状態の確認や歯科的な情報の確認を行います．情報提供書とは別に，個別のアセスメント用紙（問診票）[4] を用いて事前に確認することも必要です（**図5-2**）．歯科的な情報は，口腔内清掃を行っているか，日に何回か，使用している道具は何か等の情報になります．喀痰や分泌物の吸引を行っているか，行っていればその頻度も確認しましょう．情報提供書の記載日から，訪問するまでに時間がたっている場合は，情報に変化があることが認められます．服薬状況もお薬手帳で確認してください．

2回目以降であれば，前回訪問時からの体調の変化と現状の再確認を行います．主訴（保護者の困りごと）はその都度変化することもあります．訪問時に確認しましょう．

3—診 療

❶ 全身状態の把握

1）全身状態の評価

訪問歯科診療の際に処置前のバイタルサインの確認は不可欠です．脈拍数，リズム，SpO_2，呼吸苦の有無，発熱などを確認し，カルテに記載しておきます．記載がなければ，危険回避義務違反を指摘される可能性があります．治療前に体調変化を見逃さないようにします．

頻脈は，発熱，感染症，呼吸障害，心不全，脱水などを疑う所見になります．リズムの不整は不整脈を示し，1回/分以上の不整脈の場合，不整脈の種類を確認します．呼吸状態がいつもと異なる場合，いつもの SpO_2 より低下している場合などは，歯科治療を避け，医科主治医へ問い合わせてください．治療前に脈拍数が100/分未満，脈拍リズムが整，SpO_2 が96％以上，つまりバイタルサインが正常範囲内であることを確認して，歯科治療を実施します．日頃，喘鳴や奇異呼吸がみられ，SpO_2 が90％前後の重症心身障害児では，酸素投与して常時96％以上にする必要はなく，SpO_2 が90％以上の維持に努

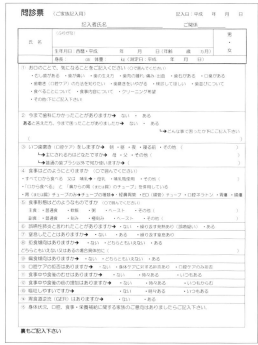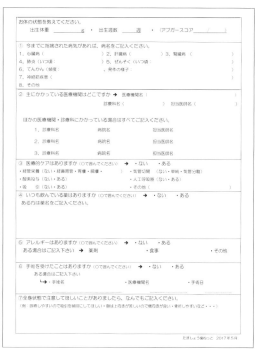

図 5-2　多摩小児在宅歯科医療連携ネット　問診票（多摩小児在宅歯科医療連携ネット[4]）

めてください．術前の歯科治療中止基準は，リハビリテーションの中止基準が参考になります（**表 5-2**）[5]．いつもの状態と異なるときは，医科主治医に問い合わせてください．

2）モニターのチェック

全身状態の監視のためには，脈拍，血圧，心電図，SpO_2 などが監視とデータ保存ができ，治療後にバイタルサインの推移を印刷できるベッドサイドモニター（**図 5-3**）が便利ですが，家庭用の血圧計とパルスオキシメーター（**図 5-4**）の装着でも有用です．家庭用の血圧計は，計測のために頻回に測定スイッチを押すことになります．開口保持のためにバイトブロックなどの開口保持器を口腔内に挿入した直後は，必ず胸の上がりと SpO_2 を確認し，気道閉塞していないことを確認します．特に呼吸不全や心不全などリスクがある重症心身障害児への歯科治療は，ベッドサイドモニターの心電図電極，血圧計のマンシェット，パルスオキシメーターを装着し，バイタルサインを監視することが歯科治療時の安全性を担保します．口腔内診査や歯石除去時に血圧，心拍数，SpO_2 が変化しないように心がけてください．歯科

表 5-2　術前の歯科治療中止基準（前田，2007．[5]）

1. 安静時脈拍 40／分以下または 120／分以上
2. 安静時収縮期血圧 70 mmHg 以下または 200 mmHg 以上
3. 安静時拡張期血圧 120 mmHg 以上
4. 心房細動のある方で著しい徐脈または頻脈がある場合
5. 心筋梗塞発症直後で循環動態が不良な場合
6. 著しい不整脈がある場合
7. 安静時胸痛がある場合
8. リハ実施前にすでに動悸・息切れ・胸痛のある場合
9. 座位でめまい，冷や汗，嘔気などがある場合
10. 安静時体温が 38 度以上
11. 安静時酸素飽和度（SpO_2）90％以下

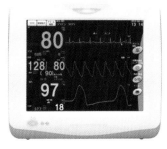

図 5-3　ベッドサイドモニター

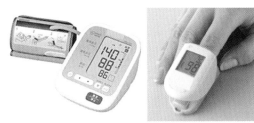

図 5-4　家庭用自動血圧計とパルスオキシメーター

表 5-3　歯科治療を途中で中止する基準（前田, 2007. [5]）

1. 中等度以上の呼吸困難，めまい，嘔気，狭心痛，頭痛，強い疲労感などが出現した場合
2. 脈拍が 140/分を超えた場合
3. 運動時収縮期血圧が 40 mmHg 以上，または拡張期血圧が 20 mmHg 以上上昇した場合
4. 頻呼吸（30 回／分以上），息切れが出現した場合
5. 運動により不整脈が増加した場合
6. 徐脈が出現した場合
7. 意識状態の悪化

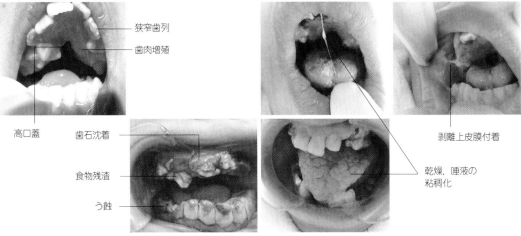

狭窄歯列
歯肉増殖
高口蓋
歯石沈着
食物残渣
う蝕
剥離上皮膜付着
乾燥，唾液の粘稠化

図 5-5　重症心身障害児（者）の口腔内の特徴

治療を途中で中止する基準を**表 5-3** に示します．回復を待って歯科治療を慎重に再開してください．

❷口腔内診査
1）意義と目的

　小児在宅児・重症心身障害児の口腔内は，全身の緊張の程度や口腔周囲機能により多様であり，叢生，歯列狭窄のような歯列不整，高口蓋などの形態異常も多く認めます．またう蝕や歯周病なども通常より頻回に起こりうる可能性が高いと思われます（**図5-5**）．しかしながら何らかの理由により病院への通院が困難である場合が多く，口腔管理へのニーズが高いにもかかわらず，歯科が介入できていないケースが多く認められます．口腔管理が十分でなければ口腔内細菌数が増加し，誤嚥性肺炎などの呼吸器疾患を発症することも多いと報告されています[6, 7]．重症児の死因のなかで最も頻度が高いといわれているのが呼吸器疾患であることから[8] も，歯科が介入

し，口腔管理を行うことは急務です．

2）口腔内診査を行う環境

　診査を行う状況はさまざまですが，ベッド上，ストレッチャー上，バギー上，座位で行うケースがほとんどです．いずれのケースにおいても，ポイントとなるのは術野の明示です．気管切開・人工呼吸器などを利用している場合などは体位変換などに時間がかかるケースがあるため，あらかじめ日常のリラックス姿勢や呼吸などに問題がない姿勢を確認し，設定しておく必要があります（**図 5-6**）．術者のやりやすいように姿勢を調整するのではなく，あくまで児の安定する姿勢で行うことを心がけます．

3）口腔内診査に必要な器具
（1）ライティング道具

　口腔内を確実に明示します．

（2）開口器具

　口唇，舌，頬粘膜の適切な排除にはアングルワイダーなど．開口が得られない場合は開口器やバイト

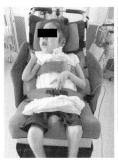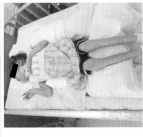

図5-6　口腔内診査を行う環境

表5-4　重症心身障害児（者）の口腔内観察

口腔・歯列	歯列狭窄，叢生，前歯舌側転移，上下顎前突，開咬，小帯異常
口唇	乾燥，剥離上皮膜の付着，口内炎，口唇閉鎖不可
口腔粘膜	痂皮，剥離上皮膜の付着，口内炎
舌	舌苔，溝状舌，巨大舌
唾液	乾燥の程度
歯肉	歯肉増殖，発赤・腫脹，歯肉退縮
歯牙	う蝕，咬耗，歯石沈着，歯垢
口蓋	高口蓋，剥離上皮膜の付着

ブロックなど．これらの器具を使用する際は，口唇，舌，頰粘膜の損傷に十分気をつける必要があり，開口器具の適切な使用法を熟知しておくことが必須です．無理な牽引，圧迫は損傷を引き起こすので，無理のない範囲で使用を検討します．

（3）基本セット

ミラー，ピンセット，探針など．ミラーは誤って噛まれてしまっても割れないものを用意するとよいでしょう．

（4）吸引器

水分の咽頭貯留ができないことも多いため，歯科治療・口腔ケアにおいても吸引は必須です．訪問先に有無を確認し，ない場合はポータブル吸引器を持参します．

4）口腔内診査の項目

（1）歯の状況

う蝕の有無，動揺歯牙（乳歯），永久歯への交換状況，歯肉出血，歯肉退縮，歯垢・歯石沈着だけでなく，剥離上皮膜の付着，唾液の性状，口腔乾燥の有無，舌運動，口蓋の形態（口蓋裂，高口蓋など）を確認する必要があります（**表5-4**）．

（2）口腔機能の状態

口唇閉鎖，舌運動，流涎，軟口蓋の動き，嚥下状態，呼吸状態などの口腔機能を確認します．

（3）感覚過敏の確認

口腔周囲に触れること，口腔内に触れることにより強度の緊張や拒否状態がみられる場合は感覚過敏を疑い，徐々に触れることを繰り返し，脱感作を試みます．

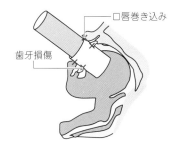

図5-7　頭部挙上・バイトブロック使用の注意

5）実際の口腔内診査における留意点

（1）開口が困難な場合

開口および開口維持が極めて難しい場合は必要に応じてバイトブロックなどの開口器具を使用する必要があります．ただしバイトブロック損傷による誤飲や歯および口腔粘膜の損傷の可能性に十分注意を払い使用するようにします．使用前には必ず動揺乳歯の有無などを確認してください．また歯冠の破折や歯牙脱臼の可能性が高いため前歯部への使用は避けてください（**図5-7**）．

（2）過開口の場合

必要以上に開口してしまう場合では，おもに頰側歯面の確認が難しくなります．頭位を前屈させ，下顎を上に押し上げることによりある程度の過開口を防ぐことができます．

（3）口腔内分泌物が多い場合

口腔内診査により異常絞扼反射や拒否による過度な舌・顎運動が起きる場合，刺激により唾液が分泌され，十分な視診が行えない場合があります．その場合は吸引器を用意しておき，吸引を行いながら診

表 5-5　在宅歯科診療の対象とならないケース（前田，2007. [5] を参照）

1. 開口時に SpO₂ が低下する
2. 喘鳴が著しい
3. 身体抑制や薬物使用しなければ体動が制止できない
4. チアノーゼ群の心疾患
5. 心不全（浮腫，呼吸困難感，動悸など）
6. 呼吸不全により SpO₂ が 90％未満
7. 心室性期外収縮の多発
8. 心房細動のある方で著しい徐脈または頻脈

査を行います．

6）口腔内診査後の対応

　診査後は状況を詳細に保護者に説明し，今後の方針を決定します．診査自体が非常に困難であった場合，リスクを伴う場合は無理をせずに高次医療機関への受診を促すことも必要です．

❸ 治療・管理計画の立案

　在宅歯科医療の対象者は，歯科治療に際して何らかのリスクを持っています．そのなかで**表 5-5** に示すケースは，在宅で局所麻酔を使った歯科治療の対象とならないと考えます．歯科治療によって容易にバイタルサインが変化し，重篤な状態に陥る，あるいは事故の危険性があります．そうしたケースで歯科治療が必要な場合，保護者が在宅での歯科治療を望んだとしても病院歯科で全身管理下の歯科治療あるいは全身麻酔下（気道確保と全身管理，**図 5-8**）で歯科治療を行うことを検討すべきです．

4 ― 具体的な内容

❶ 口腔健康管理

1）口腔ケアと口腔健康管理

　一般的に「口腔ケア（oral care, oral health care）」とは，口腔清掃を中心とした，口腔衛生状態の改善を目的とする行為を示す用語として使われています．「口腔ケア」という用語は商標登録された言葉（商標登録番号：4568672）であることから，学術用語として使用しづらい側面もあり，日本歯科医学会と日本老年歯科医学会の学術用語委員会が連携を取り，学術用語として次のように定義しました．

　ブラッシングを中心とした口腔清掃を含む口腔環

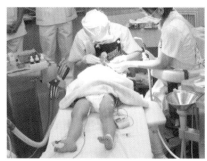

図 5-8　全身麻酔下歯科治療

口腔健康管理			
口腔機能管理	口腔衛生管理	口腔ケア	
		口腔清掃など	食事の準備など
嚥下体操 舌可動域訓練 摂食嚥下機能療法 など	ブラッシング 補助的清掃器具の使用 PMTC, PTC 歯石除去 フッ化物の応用 など	歯磨き 歯ブラシの清掃や保管 義歯の清掃や管理 など	嚥下体操 唾液腺マッサージ 姿勢保持 食事介助 など

歯科医師・歯科衛生士の関与

他職種や家族との協働

図 5-9　口腔健康管理

境の改善など口腔衛生にかかわる行為を「口腔衛生管理」，嚥下体操を含む摂食嚥下機能療法などの口腔機能の回復および維持・増進にかかわる行為を「口腔機能管理」（oral health care）とそれぞれ定義し，両者を含む行為を「口腔健康管理」としました（**図5-9**）．「口腔健康管理」は歯科医師や歯科衛生士による専門的な関与を示す用語であり，そのうち「口腔ケア」は一般人や他職種による日常的な行為も含まれます．言葉の定義にかかわらず，在宅歯科診療の対象となる障害児においては，「口腔健康管理」は必須であり，日常生活における「口腔ケア」も当然欠かせないものです．誰がいつ何を実施するのか，十分に情報共有し，効率よく，かつ継続的に実施することが重要でしょう [9-11]．

❷ 歯面清掃と粘膜ケア

1）在宅での口腔ケアシステムと流れ [12]

（1）口腔ケアシステム

　事前の情報収集は，体調の急変や感染症，緊急時の対応など安全に口腔ケアを行うために重要です．

可能なら簡易の吸引器を準備し，口腔ケア時に必要に応じ使用できるようにしておくことが望まれます．

(2) 口腔ケアの流れ

a. 口腔ケアのためのアセスメントと口腔ケアプランの作成

① アセスメントの記載内容

・障害名を含む全身の状況および注意点，病歴，服薬の状況

・ADL（日常生活行動）

・障害手帳や療育手帳の等級（障害児・者）

・家族構成，介護のキーパーソン

・他のサービス状況（主治医，訪問看護，ヘルパー・デイサービスなど）

・口腔内の状況と注意点（口腔機能の評価も含む）

② 口腔ケアプランの作成

・アセスメントの内容を分析，検討し，本人や家族の意向を入れて優先順位を決め，短期，中期，長期目標で考えて，口腔ケアプランを作成します．

・3 か月から 6 か月で再評価を行い，口腔ケア計画の見直しを行います．

(3) 基本的な口腔ケア時の注意点

① 口腔ケア前にリラクセーションや感覚過敏の脱感作を行います．

② 口腔ケア時の姿勢は，ベッド上では頭部が後屈しないようにヘッドアップします．頭部の拘縮により困難なときは，側臥位にして行います．

③ 歯磨き時の唾液や汚れは，含嗽が困難な場合はスポンジブラシやガーゼ，口腔ケアシートで拭き取ったり，吸引チューブつき歯ブラシ，口腔内吸引器を用います（**図 5-10**）．

④ 口腔乾燥が著明な場合は，唾液腺マッサージや保湿剤を使用して口腔ケアを行います．口腔ケアの最後にスプレータイプの保湿をし，その上にジェルタイプの保湿をすると保湿効果が持続します．

・基本的には，口腔内の汚れを除去するための器質的な口腔ケアを十分に行い，痰の貯留や分泌増加を減少させることでう蝕や歯周病などの予防になり，歯科疾患の重症化を防ぐことにもつながります．

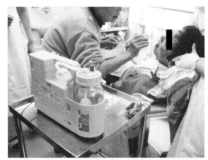

図 5-10　吸引をしながらの口腔ケア

・日常的口腔ケアを中心に専門的口腔ケアを積極的に導入します．

・専門的口腔ケアは医療職が行うケアであり，歯垢や歯石除去を十分に行い，口腔内環境を整えることで，日常の口腔ケアの負担を軽減します．

(4) 機能的口腔ケア [13]

経管栄養児・者に対する口腔ケアは，摂食嚥下リハビリテーションにつながる機能的口腔ケアが重要です．乳幼児期では唾液嚥下や楽しみ程度の嚥下食の摂取などの機能獲得ができれば，痰や唾液の吸引は減少する可能性も高くなります．小児の場合は経鼻経管栄養が多いのですが，発達成長に伴い摂食嚥下機能の評価を行い，その機能獲得を促すことが求められます．

❸ 歯科治療

1) 小児在宅での歯科治療の方針と限界

小児在宅児・重症児では歯科治療に対しての恐怖心が強く，治療による痛み，切削器具などの音や薬品のにおいの刺激により全身の緊張を亢進してしまう可能性が高く，呼吸困難などを引き起こすことも少なくありません．

呼吸などにリスクを伴う児の治療においてはモニターの装着は必須であり，それだけではなく治療中の顔色，口唇色，呼吸状態などを常時観察し，注意を払う必要があります．また，歯科治療時に必要となる注水の水（切削，歯石除去時）を口腔内へ貯留させることが困難であることが多いため，咽頭へ流入する可能性が高いと考えられます．そのため，歯科治療を行う前に姿勢の調整を保護者，介護者，訪

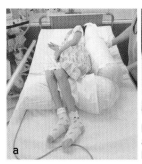
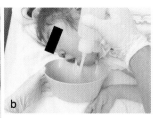

図 5-11　咽頭への水分流入・誤嚥防止
a：クッションや枕で姿勢を調整して側臥位に.
b：自然と口外へ排出されるような頭位.

問看護師などと十分協議のうえ検討しておく必要があります．たとえば，水平位での姿勢は水分が咽頭流入したとき，流量のコントロールが困難であるため，側臥位にするなどの配慮が必要です．

　事前に摂食嚥下の評価をしておくことも必要となります．水分を口腔内でどの程度コントロールできるのか，それは歯科治療時の注水に耐えうるのかを確認することにつながります．

　小児の在宅での歯科治療においては，リスクを伴うことを念頭に入れておく必要があります．決して無理をせず，体調がすぐれない場合は行わないなどの決断も重要です．訪問での歯科治療には限界があり，困難と判断した場合は，迷うことなく高次医療機関へ相談してください．

2）治療前準備

　適応可能なケースすべてにラバーダム防湿を行います．防湿本来の役割はもちろん，口腔内への異物落下防止や咽頭への水分流入防止に非常に有効です．当科ではラバーダムを通法どおり行うのではなく，半側ずらすようにして装着しています．口唇色の変化をみるため，呼吸状態を確認するため，無用な圧迫感を避けるため，口腔内吸引および咽頭吸引が即時に行えるためです．

3）実際の歯科治療

（1）歯周治療

　小児在宅児・重症児の歯科治療では口腔ケアおよび歯石除去を中心とした歯周管理が中心となります．嚥下障害を合併していることも多く，経口摂取を行っていない児，少量しか経口摂取を行っていない児の割合は多くみられます．その場合，口腔疾患としてはう蝕よりも，歯肉炎・歯周炎などの歯周病に罹患する割合が多くなるため，管理のための歯石除去は必須です．また前述のとおり嚥下障害を合併している児が多いため，治療の際に行う注水に十分注意する必要があります．少しでも咽頭に水分を流入させないような配慮が必要です．

a．姿勢への配慮

　歯石除去中の水分誤嚥を防ぐため，十分な吸引操作が必要となることはいうまでもないですが，それ以前に姿勢への配慮が必要となります．

　頭部後屈，水平位は避け，頭位はやや前屈ぎみにし，必要により頭部を左右に回旋させ，水分を頬粘膜と臼後部の窪みに貯留させるイメージで行うことで吸引がしやすくなります．また，ベッド上やストレッチャー上で行う場合は体全体を側臥位にすると，排出が容易になり，誤嚥しにくくなります（**図5-11**）．

b．呼吸への配慮

　呼吸状態に何らかの問題がある場合は，パルスオキシメーターを装着した状態でスケーリングを行います．数値を常に確認し無理をせず複数回に分けて行う必要があります．口呼吸の場合，呼吸のために咽頭貯留は難しいため，水分の咽頭流入にはより注意を要します．状況によっては手用スケーラーを用いて注水を行わず除去することも考えます．ただし効率が悪いため時間が必要となります．

c．除去した歯石の回収の重要性

　除去した歯石は水とともに咽頭へ流入する可能性が高く，重度の嚥下障害を持つ重症児などでは誤嚥性肺炎などを発症することも少なくありません．し

たがって，除去した歯石の厳密な回収が必要不可欠です．大きな塊として除去された歯石を誤飲するといったアクシデントの報告もあります．特に舌側の歯磨きは困難なことが多く，舌側に帯状の歯石沈着を認める場合は多いので注意が必要です．舌の圧排やライティングなど確実な明示下で回収できることを確認したうえで行う必要があります．必要に応じて吸引チューブやバキュームを二つ同時に使用するなど，状況に合わせた対応を行います（**図 5-12**）.

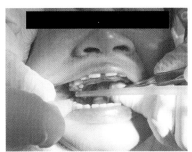

図 5-12　歯科用バキュームと吸引チューブの併用

d.　優先部位の決定

歯肉炎・歯周炎を引き起こす可能性の高い歯頸部に付着している歯石を優先的に除去していきます．無理のない範囲で複数回に分けて除去していく必要があります．

e.　その他

先天性心疾患などにより感染性心内膜炎の発症が予想される場合は，あらかじめ施術前に抗菌薬を内服するなど感染性心内膜炎の歯科治療ガイドラインに従い，対処しましょう．

（2）う蝕治療

実際のう蝕処置では，痛みにより緊張亢進させることを避けるため無痛処置を心がけます．浸潤麻酔も圧入による痛みを少しでも少なくするため，表面麻酔を必ず塗布し，注入時には時間をかけてゆっくり無痛的に行う必要があります．自動局所麻酔器も有効です．

麻酔の奏効を確認後，軟化象牙質除去のためタービンを使用しますが，音による刺激，注水にも注意を要します．場合によっては切削を最小限にし，手用器具で除去することも必要となります．充填後は歯列不整などにより咬合関係が不明な場合があるため，充填物を盛り上げすぎないよう注意します．開口量が十分に得られず，治療器具挿入も困難な場合はサホライドなどによりう蝕の進行を止めることも必要ですが，根本的に歯ブラシが十分に行えていない可能性が高いため，清掃方法をおもな介助者と協議し，必要により歯科衛生士による口腔衛生指導を行うことを検討します．

（3）保存・補綴治療

う蝕処置同様に無痛的処置，ラバーダム防湿下で

の処置を心がけます．インレー，クラウンなどの処置の場合はあらかじめ開口量を予測し，印象採得が可能かを考えておく必要があります．また，セット時に着脱による誤飲に注意し，可能であればラバーダム装着を徹底します．

（4）観血処置

観血処置を伴う場合は，主治医に連絡をとることが必要です．全身状態をあらかじめ把握しておきます．特に先天性心疾患の有無および出血傾向の有無，局所麻酔の使用の可否，疼痛刺激による緊張亢進による影響（呼吸不全など），発作などの発現頻度やその対処法などを可能な限り知っておく必要があります．

また，乳臼歯部の抜歯では十分な視野と開口量が得られない場合もあることから，口腔内および咽頭落下に十分注意をします．あらかじめラバーダムを装着したうえで行う場合もあります．

（5）その他の処置

a.　シーラント

咬反射や拒否による開口維持困難など咬合面の歯ブラシ困難があり，今後う蝕のリスクが高いと考えられる場合は有効です．防湿が困難なことが多いため，ラバーダム下での施行が望ましくなります．

b.　咬傷への対処

歯の鋭縁による接触やてんかん発作による咬傷，または自傷による損傷で舌や頬粘膜の損傷および潰瘍形成を引き起こすことがあります．咬傷を繰り返すことも少なくないため，難治性の場合は歯の鋭縁の切削やシーネの作成を検討します．シーネの作成には印象採得の必要性があるため，十分な開口量が

表 5-6　小児の摂食嚥下障害の原因 （尾本，2005.[17] より一部改変）

原　因	定　義
器質的	解剖，感染，炎症，腫瘍，異物などと関連した障害や異常などによる 扁桃肥大，唇顎口蓋裂，無舌症，咽頭炎，腫瘍など
神経学的	摂食嚥下に関係する神経・筋の障害による ①非進行性：脳性麻痺，知的能力障害，染色体異常，各種症候群，脳血管障害など ②進行性：筋ジストロフィー，ミオパチー，色素性乾皮症など
心理・行動的	①拒食：特定の食物や飲み物を嫌がったり拒否したりする ②経管栄養依存症：出生後早期からの経管栄養のために，嚥下機能はほぼ問題ないにもかかわらず経口から摂取しようとしない ③食事恐怖症：嘔気，窒息，嘔吐などによって食べることへの恐怖が条件づけされた状態 ④異食症：体内に取り込まれても栄養にならないものを食べる ⑤反芻：一度嚥下した食物を口腔内に戻して再度嚥下する ⑥嘔気の亢進：わずかな口腔内への刺激に対しても嘔気や嘔吐を誘発する
発達的	離乳期に適切な形態の食事が与えられなかったためや，食環境の悪化のために，咀嚼や嚥下などの経験が不足したり，欠如したりすることによる．定型発達児では，自然に解決されることも多い

得られるかどうか，印象剤の咽頭流入の危険性を考えて可能かどうかを判断します．

（6）他の医療機関との連携

　歯科処置すべてが在宅でできるはずはなく，限界を感じた場合は無理をせず中断してください．訪問歯科診療では外来とは異なり十分な機材がない場合があります．そのため，重度の呼吸障害，嚥下障害，姿勢異常を有している方の歯科治療には十分慎重に行わなければなりません．決して無理をしないことが重要で，リスクが高いと評価された場合は障害者専門機関へ相談を行ってください．そのためにあらかじめ大学病院や障害者専門病院，障害者歯科医療センターとバックアップの目的で密な連携を取っておく必要があります．

❹ 摂食嚥下リハビリテーション

1）摂食嚥下障害の原因

　摂食嚥下障害の原因は，大きく四つのカテゴリー：①器質的原因，②神経学的原因，③心理・行動的原因，④発達的原因に分類されます（**表 5-6**）[14]．

　器質的原因には，唇顎口蓋裂や不正咬合などの先天性によるものと，口腔・咽頭領域の手術後の欠損によるものがあります．神経学的原因には非進行性の脳性麻痺，染色体異常などがあり，進行性疾患としては筋ジストロフィーなどです．出生時には問題が認められなくても，成長とともに次第に問題が生

じてくる場合があります．これは頭頸部や咽頭の形態の成長変化に対して，神経学的な発達が伴わないためです[15]．進行性疾患でないにもかかわらず，変形や拘縮などにより機能獲得が困難になるばかりでなく，獲得された機能の低下も起こりえます[15]．後天性に発症するものとして脳炎や脳腫瘍，事故による脳外傷があります．さらには年長になると加齢の影響を被ることや，医療技術の高度化により高齢の障害者が増加しているといった現状もみられます．

2）医療面接（問診）

（1）生育歴

　全身状態を含めた生育歴，病歴については，主治医からの診療情報提供書が有用です．摂食指導を実施するには，全身状態の管理を行っている主治医の了解を得ることが必須になります．それを踏まえ，家族から丁寧に状況を聴取します．身体状況においては，服薬状況やアレルギーの確認を行います．出生時の状況は，原疾患とともに摂食嚥下障害の原因や経過を知るうえで重要な情報となります．

　生活状況では，日常生活の活動を知り，他職種連携につなげるためにも，通園や通学，通所を利用しているのか，リハビリテーションの経験があるのかを確認します．日常生活の自立度のなかでは，粗大運動能や認知機能発達の確認も重要です．摂食嚥下機能の発達と粗大運動能は関係があるという報告は多くみられます[16-19]．認知機能発達について，理解

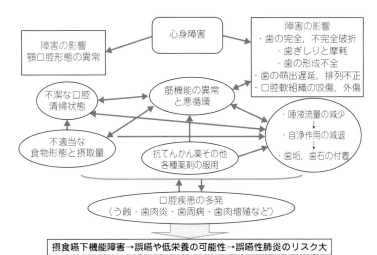

図5-13　重症児にみられる口腔内の悪循環（金子，1987.[20]）より一部改変）

力や会話の能力も重要です．摂食指導を進めるうえ
では，本人がそのことを理解できるか，コミュニケー
ションをとれるかは，摂食嚥下機能の発達促進に影
響を及ぼします[19]．発達年齢で18か月以下かつ粗
大運動能で歩行以下の段階では摂食嚥下障害が多
く，しかも障害度が強くなることも示されています．
　食欲や偏食は食行動に大きな影響を及ぼします．
経口摂取している場合，感覚や食の嗜好の影響によ
り，実際には食べられる食形態であっても，意欲の
欠如のため「食べられない」場合もあります．その
ために栄養状態の悪化につながることもあります．

（2）口腔の診査

a．口腔内環境

　重症児では，形態の異常や機能障害により，口腔
内の自浄作用のメカニズムが低下しがちです（**図
5-13**）[20]．先天的異常として，歯の萌出の遅れや先
天的欠損，形態異常（矮小歯，癒合歯，短根歯など）
がみられることがあります．疾患によっては，顎骨
や口蓋形態の異常（高口蓋，狭口蓋，口蓋裂など）
を有する場合もあります．
（ア）口蓋　（イ）噛み合わせ・開咬　（ウ）歯の摩耗，
咬耗，破折　（エ）歯周病　（オ）歯肉増殖

b．口腔感覚の評価

　感覚と運動の不統合性が生じるために，感覚統合
障害が起きやすくなります．感覚閾値の上昇による

鈍麻や，逆に閾値の低下による過敏がみられます．
感覚異常があるかは，子どもの身体に触れながら，
反応をみて評価します．
①鈍　麻：触れられても何も反応しない状態を鈍麻
　といいます．脳性麻痺などの患者では，麻痺側の
　感覚が失われていることがあります．そのような
　場合，流涎が多かったり，食べこぼしたものが口
　の周囲に付着していたりしても気づきにくくなり
　ます．口に食物が入っても口が動かなかったり，
　口腔前庭や口腔底に唾液や食物残渣が停滞したり
　する原因にもなります．
②過敏や接触拒否：過敏があると，口腔ケアの拒否
　や，摂食拒否につながります．過敏の原因は，中
　枢神経系の異常のほか，乳児期での感覚運動体験
　不足によるとされていますが，過剰で不適切な刺
　激が繰り返し行われた場合も起こります．この過
　敏は，身体の他の部位に比べて顔面口腔領域での
　発生率が高いとされます[8]．過敏の症状は，触れ
　られたところを中心に筋肉の攣縮が広がってい
　き，関係のない部位まで緊張することもあります．
　なお，過敏に似た症状に心理的な接触拒否があり
　ますが，両者が混在していることも多く，完全に
　区別するのは困難です．

3）摂食嚥下障害のスクリーニング

　摂食嚥下機能のための食事時の外部観察評価に入

表 5-7 摂食嚥下機能スクリーニング項目

摂食嚥下機能の問題
□ むせ・誤嚥　　□ 誤嚥性肺炎の既往　　□ 窒息の既往　　□ 流涎　　□ 嘔吐しやすい　　□ 胃食道逆流
□ 哺乳困難　　□ 口腔内貯留　　□ 丸飲み　　□ 口唇閉鎖不全　　□ 舌突出　　□ 過開口
□ スプーン噛み　　□ 離乳食が進まない　　□ 偏食　　□ 拒食　　□ 経管依存　　□ 体重増加不良
□ 過敏　　□ 鈍麻　　□ 原始反射残存　　□ 原始反射出現なし（生後一度も認められなかった場合に✓）
□ 嚥下に影響する薬の服用　　□ 便秘　　□ 下痢　　□ てんかん
□ 経管栄養（NG チューブ・胃ろう・その他　　　　　　　　　　　　　　　　　）
□ その他（　　　　　　　　　　　　　　　　　　　　　　　　　　　　　　　）
口腔領域の麻痺（運動障害）
□ 口唇（右・左）　　□ 頬（右・左）　　□ 舌（右・左）　　□ 軟口蓋（右・左）
□ その他（　　　　　　　　　　　　　　　　　　　　　　　　　　　　　　　）

る前に，どのような点が問題かをスクリーニングします（**表 5-7**）.

（1）摂食嚥下の問題点・症状の把握

摂食嚥下機能の問題とされる症状で，特に聴取しておくべき項目を示します.

a. むせ・誤嚥

むせは誤嚥のサインともいわれます. 誤嚥とは，食物や唾液などが肺に入ることですが，重度の障害児ではむせのない誤嚥（不顕性誤嚥）が多く，誤嚥性肺炎を起こしてはじめて誤嚥していたことがわかる場合もあります. 乳児期から検査をせずに誤嚥とわからないまま経口摂取していることも多く，思春期くらいになって急に誤嚥性肺炎を繰り返すことがあります.

b. 舌突出

脳性麻痺児などでは全身的な筋緊張に伴い，摂食時など，何か動作をするときに舌を力強く突出してしまうことがあります. 口唇の閉鎖力が弱いことが多く，前歯部の開咬などの原因になります. ダウン症候群児など，筋の低緊張を特徴とする場合では，舌は低緊張状態で，前歯または口唇より外に突出していますが，力強さはあまりみられません. 逆嚥下（舌突出型嚥下）では，上下の前歯部に舌を介在させ，嘔吐するかのように舌の奥を押し広げるようにして，そこに食物を落とし込んで嚥下します. 逆嚥下は，乳児型嚥下から成熟型嚥下への獲得がなされず，乳児型嚥下が極端になった動きです. 原因として，過去に寝たまま食べさせられていたり，食物を口の奥に入れ込まれていたりすることがあげられます

が，そのような環境にない場合でも起こり得ます.

c. 胃食道逆流症（GERD）

嚥下に伴わない一過性の下部食道括約部の弛緩によって起こります. 胃瘻造設していると逆流防止手術を受けている場合が多いですが，それにもかかわらず逆流が改善していないこともみられます. 胃食道逆流があると食欲不振や嚥下困難，反芻などの症状の引き金となります. 口腔内までに逆流がみられると，胃酸によって食道粘膜だけでなく口腔咽頭粘膜の炎症や，歯の酸蝕を引き起こします. その場合，歯の内側が脱灰し，白くなっていることで気づくことができます.

d. 丸飲み

咀嚼が必要な食物を，噛まずに飲み込んでしまう状態のことです. ペースト状の食物を丸飲みしている，と心配されることがありますが，あくまでも咀嚼が必要な固形物について丸飲みしていた場合が問題です. 咀嚼機能が獲得されずに無理やり飲み込んでいることもあれば，咀嚼機能が獲得されているにもかかわらず，心理的満足感のために丸飲みを行ってしまうこともあります. どのような物性の食物でもすべて，舌で上顎に押しつけてつぶしながら嚥下する「押しつぶし嚥下」を行っている場合もあります. 丸飲みと同じように心理的満足感と結びついている場合，治すのは容易でありません.

e. スプーン噛み

捕食の際，スプーンを口唇で挟めずに，前歯で噛みこんでしまう症状です. スプーンが歯にあたる衝撃で食べるのを嫌がってしまうこともあります. そ

のため金属製のスプーンを避け，シリコン製などを使用する場合もありますが，スプーン噛みの力が強いとシリコンがちぎれて誤飲してしまうケースも報告されています．スプーン噛みが強い場合には，スプーンのボール部が金属製で，薄く平らなものが適しています．

f．過開口

捕食の際に，顎関節の最大可動域まで口を開き，なかなか捕食できずに突然勢いよく閉じてしまうことがあります．緊張のコントロールができない場合に起こりやすいのですが，介助の際に口の奥にスプーン（食物）を入れ込まれていた経験が要因となることもあります．上記の「スプーン噛み」の一因でもあり，ひどい場合には前歯が破折することがあります．

g．拒食（摂食拒否）

食物を食べさせようとすると泣いて口を開けない，激しく拒否するなどの行為がみられます．経鼻チューブや吸引，気管挿管などによる口腔や顔面への刺激の繰り返しや，無理やり食べさせられた，などの過去の不快な経験が引き金になっている場合もあれば，強度の偏食が高じた場合もあります．さらに，自分の意思を言葉で表せないと，拒否が意思表示の手段となっている場合もみられます．

h．経管依存

出生後，早期からの経管栄養により，嚥下には問題がないにもかかわらず口から食べようとしない状態で，食への意欲が認められなくなります．乳児期における「空腹 - 満腹」の経験不足，味覚体験不足などが原因とされます．経管依存の場合，空腹になると口からではなく，経管から注入してもらうことを要求するようになったりします．味覚体験や触圧覚体験が乏しいため，摂食嚥下の機能的には経口摂取が可能だとしても，感覚過敏や心理的拒否のため経口摂取に移行することが難しい場合もあります．

i．便秘

運動の少ない肢体不自由児や，筋力の弱い（筋の低緊張のある）知的能力障害児，ダウン症候群児などでは，高率に便秘が認められます．腸内に多量のガスがたまり，腹部膨満感や食欲低下に影響してい

る場合もみられます．

j．てんかん

重度の障害児におけるてんかんの合併率は，50～70％にのぼります（一般人口では1～2％）．てんかんそのものは摂食嚥下機能に影響はないとされていますが，食事中の発作により誤嚥や窒息の危険性が高まります．抗てんかん薬を服用している場合，薬の副作用により低緊張になったり傾眠によって反応が悪くなったりすることで，嚥下困難を引き起こします．

（2）摂食嚥下機能発達の診かた

摂食嚥下機能評価を行うにあたっては，外部観察評価が最も大切です．精密検査だけで機能獲得段階や障害の程度を判断するのではなく，経口摂取が可能な場合には，必ず外部観察評価を行います．

子どもがリラックスできる環境を整え，その子どもがどのような動きで食べているのか，どこに問題があるのかを観察します．その際，摂食嚥下機能の定型的な発達過程を基準にし，子どもの発達段階と問題点を評価します．

定型発達児における哺乳機能から摂食嚥下機能の各発達段階の動きや特徴を解説します[22]．

a．経口摂取準備期：哺乳期の特徴（定型発達の場合；出生から4～5か月頃）

哺乳機能は原始反射のうちの哺乳反射によってなされます．生後1か月頃まで哺乳時の口の動きは，吸啜反射による規則的で単純な動きがみられます．口は大きな開口状態のまま舌の蠕動運動により嚥下を行います．その際に上下の口唇全体が乳房に触れることで口腔内の陰圧を保ち，乳首を上顎の奥まで引き込み嚥下を行います．この動きは「乳児型嚥下」と呼ばれます．成人と異なり，乳児では喉頭の位置が高いという解剖学的な特徴から，哺乳を継続しながらの呼吸が可能ですが，この時期の哺乳時の呼吸は早く浅いため，哺乳による全身への負担が大きくなります．指しゃぶりを始める生後2～3か月頃には哺乳反射が少し弱まりますが，口に手指など乳首以外の刺激を入れることが反射の減弱にも関わると考えられています．吸啜時の動きは規則的な動きではなく，「遊び飲み」や「ながら飲み」が可能となり，

60

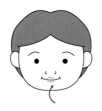

図 5-14　嚥下機能獲得期・捕食機能獲得期の口の
　　　　動き

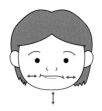

図 5-15　押しつぶし機能獲得期の口の動き

乳首の吸引も強くなり，呼吸を整えながら効率のよい哺乳がみられるようになります．大脳の発達により，飲みたいときに飲み，飲みたくないときには飲まないようになるため，母親からすると「飲みが悪くなった」というような印象を受けることがあります．さらに生後4〜5か月頃になると哺乳反射はまだ認められますが，吸啜時の呼吸は整い，他の活動をしながらも哺乳を行うことが可能となります．吸啜反射が消失する生後5〜6か月頃には離乳食が始まります．生後6〜7か月頃になると乳汁摂取の動きはほとんど随意的に行われるため，哺乳反射が消えた頃が離乳の開始にちょうどよい時期と判断することができます．

b. 嚥下機能獲得期・捕食機能獲得期：ごっくん期の特徴

　離乳が開始されると，はじめに口唇を閉じて飲み込む（嚥下，取り込む）捕食機能が獲得されます．この時期は，定型発達児では5〜6か月の離乳初期に相当します．

　口の動きの特徴は，口に入ってきたペースト状の食物を，口唇を閉じて捕食し，舌で受けとって舌の前後運動により咽頭に移送して嚥下するといった単純なものです（図 5-14）．したがって外部観察では，それまで哺乳をしていた上唇はまだぽってりと厚ぼったくあまり動かず，口唇は閉じているものの下顎の1，2回の上下運動により嚥下に至ることが観察されます．時々，下唇が上唇の内側に入り込む動きもみられます．

　水分摂取の動きについては，水分は固形食と異なり，下顎を大きく開けて食物を捕食するわけではありません．水分の場合は下顎をやや閉鎖した状態で，

下唇で食具（コップやスプーンなど）を支えて上唇を下ろし，上唇で水分に触れてそこから入ってくる量やスピードを感じとり，すする動きを調節することができなければなりません．しかしこの時期の水分摂取は，コップの縁をある程度は口唇で挟めますが，舌突出と下顎のコントロール不良があるため，下顎が上下にガクガク動いてしまいます．コップの縁を口唇で挟むことは難しく，コップからはほとんど水分摂取できません．

c. 押しつぶし機能獲得期：もぐもぐ期の特徴

　離乳初期に口唇閉鎖機能が獲得されると，やがて舌は上下運動できるようになり，舌と口蓋で食物を押しつぶす機能が獲得されます．この時期は定型発達児では7〜8か月の離乳中期に相当します．この動きを外部観察すると，舌の押しつぶしに伴って下顎が上下運動を行うのがみられます．同時に左右の口角に力が入り，キュッキュッと引かれる動きもみられます（図 5-15）．このとき，下顎が上下運動するからといって「咀嚼している」と勘違いされることがありますが，単純な下顎の上下運動であり咀嚼ではないので注意が必要です．この頃に前後して，咀嚼のもととなるマンチングの動きもみられます．カチカチと噛むような動きにみえますが，まだ固形物を咀嚼しているわけではありません．水分摂取については，スプーンの縁を口唇で挟めるようになりますが，まだ下顎が上下運動しているため，こぼすことも多くみられます．また，コップの縁を口唇で上手に挟めず，舌が前後運動してしまうことが多くみられます．一方，コップに口をつけてブクブク吹くことができるようになったりもします．

　発達遅延のある子どもでは，舌が上下運動できる

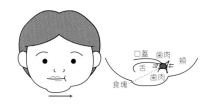

図5-16　すりつぶし機能獲得期の口の動き

ようになっても口唇閉鎖が未熟なため，下顎の動き
が大きくなり，舌が前方に突出してしまうことがあ
ります．あるいは，形のある食物を押しつぶすこと
ができるのに，ペースト状の食物になると舌が前後
運動し，それに伴い舌が突出してしまう，というこ
ともよくみられます．

d. すりつぶし機能獲得期～自食準備期：かみかみ期の特徴

　離乳後期には，舌の側方運動が可能となり，歯槽
堤（歯ぐき）ですりつぶす（咀嚼）機能が獲得され
ます．この時期は，定型発達児では9～11か月の
離乳後期に相当します．

　このときの外部観察では，食物を左右どちらかの
奥の歯ぐきに舌で寄せてすりつぶす動きを行うの
で，口唇や下顎は噛んでいる方向にねじれるように
動き，それに伴って片側の口角や頬だけが引かれる
ようになります．少し口を開けて噛んでいると，舌
が側方に寄っていくのが観察されます（**図5-16**）．
水分摂取については，自分でスプーンを口唇に挟み，
舌突出はほとんどなく，水分を吸い込む動作ととも
に下顎を上下に動かして飲むようになります．下顎
のコントロールが安定してくるため，コップの縁を
しっかり挟めるようになります．自分でコップを持っ
て口唇に触れた水分の感覚情報を捉え，手でコップ
の傾きを調節して飲むこともできるようにもなりま
す．11か月頃になると，コップから連続飲みができ
るようになる場合も少なくありません．

　この段階でも，口唇閉鎖の未熟さがすりつぶし機
能の獲得に影響を及ぼします．口唇閉鎖不全がある
と，すりつぶしの動きに伴い下顎の上下運動の距離
は大きくなり，非効率な咀嚼になります．すりつぶ

している間に食べこぼしやむせなどの症状が出やす
くなります．

　咀嚼機能が獲得されるのと前後して，自分の手を
使って食べる自食の機能がはじまります．離乳後期
頃から遊び食べやおもちゃしゃぶりなどが頻繁にみ
られ，これは自食の準備をしていると考えられます．
自分の手で食物の感触を確かめたり，手指でのつか
み方，口への運び方などを学んだりすることにつな
がります．食事中に子どもが自分から手を出してき
たら，それが自食開始のサインです．危険だから，
汚いからと禁止ばかりせず，本人の意欲を引き出す
ことが大切です．

e. 手づかみ食べ機能獲得期（離乳の完了）：ぱくぱく期の特徴

　離乳期に口腔の摂食機能が獲得され，やがて離乳
の完了を迎えると，自食機能の獲得期となります．
定型発達児では，12～18か月頃に相当します．

　この時期からは，口腔機能だけでなく，手と口の
協調運動についても変化をみていくようにしま
す[23, 24]．介助で上手に食べられるようになったこ
の時期においても，自分の手で食べはじめると，未
熟な手の機能に影響され，口の機能がうまく発揮さ
れなくなってしまうことがあります．手のひらでの
押し込み食べや，指での入れ込み食べ，食べこぼし，
詰め込みなどの状態がみられます．これらを繰り返
しながら，自分で食べることが上手になっていきま
す．やがて自分の一口量の適量がわかるようになり，
前歯でのかじり取りが上手にできるようになってい
きます（**図5-17**）．

　手の位置は，はじめは上腕が体幹に接した状態で
手が口の横からくるか，あるいは顔を手のほうに向
けて（頸部の回旋）捕食します．次第に上腕が体幹
から離れて肘が前方に動くようになり，正面を向い
たまま捕食することができるようになっていきます．
手指の機能にも発達段階があり，未熟な段階では尺
側に力が入るため手のひら全体で食物を握る（つか
む，パームグラスプ）動作ですが，次第に指先が使
える（フィンガーグラスプ）ようになり，上手にな
ると橈側の3指（親指，人さし指，中指）で小さな
ものをつまむ（ピンチ）ことが可能となります．

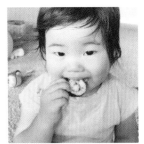 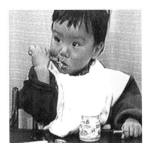 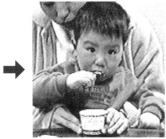

図 5-17　手づかみ食べによ
る前歯でのかじりとり

図 5-18　スプーン食べにおける手と口の協調運動の発達変化

f. 食具・食器食べ機能獲得期（自食機能の獲得）の特徴

　手づかみ食べが上手になったら, スプーンやフォークなどの食具を用いて食べるようになっていきます. 手づかみと同様に, 手と口の協調運動や手指の機能発達の段階を踏んでいきます（**図 5-18**）[25, 26].

　定型発達の場合では, およそ 3 歳頃を目処に自食機能が獲得されますが, 乳歯の萌出完了期もこの頃に相当します. したがって, 3 歳くらいになると, 大人と同じようなものが自分で上手に食べられるようになります.

（3）食事時の外部観察における摂食嚥下機能の評価基準

a. 外部観察評価基準

　実際の外部観察評価では, **図 5-19** のような評価基準を用います. 評価基準は金子らが開発したもの[27] を基礎として, 各医療機関, 施設でさまざまなものが改変され用いられています[27]. 外部観察評価においては, 口唇・口角・顎・舌・頬といった口腔諸器官の協調運動をみることにより, 子どもの摂食機能段階を判定します.

b. 咀嚼の評価の注意点

①下顎がほとんど動かない：食物が口に入ってもほとんど口唇や下顎が動かず, いつ嚥下したのかわからない状態では, ペースト食の摂取も困難です. 重度の嚥下障害か, あるいは食物の認知ができなくなっている可能性があります.

②下顎の単純な上下運動：口に入った食物を舌で後方に送り込むか, 舌で口蓋に押しつけてつぶしてから嚥下する等の, 単純な動きに伴う下顎の上下運動では, 口唇などの口腔器官は左右対称に動く様子がみられます. 嚥下する際には口角が左右対称に引かれます.

③マンチング：食物を処理する際に, 歯がカチカチするような, 口腔器官の左右対称な単純な上下運動をマンチングといいます. 嚥下動作に伴う単純な動きよりは咀嚼に近いですが, 舌の動きは前後上下が中心で, 側方に寄ることはほとんどありません.

④回転咀嚼：咀嚼運動が可能な状態では, 口唇を閉じながら舌や下顎, 頬は協調し, すりつぶしである臼磨運動を行います. その際, 外部観察では口角は咀嚼側に引かれ, 頬も歯列に寄るように動くため, 複雑に力が入っているのがみられます. 環状の回転咀嚼が可能な状態では, ほとんどの食品を問題なく摂取することが可能となります.

4）精密検査

　スクリーニング検査, 外部観察評価にて嚥下の精査が必要と判断された場合, 嚥下造影検査（VF 検査）や嚥下内視鏡検査（VE 検査）を行います.

（1）嚥下造影検査（VF 検査）

a. 検査の注意点

　VF 検査は嚥下機能評価のゴールド・スタンダードといわれ, 摂食嚥下過程の先行期から食道期まですべてを評価でき, 誤嚥の検出も可能です. VF 検査の目的は, 単に誤嚥の有無を確認するだけのものではなく, 適切な姿勢や食べさせ方, 食物の性状, 一口量を把握するために用いられます.

　小児の場合, 大人と同じように撮影できないこともあります. 検査室が通常の食事場所と異なるため

●食事の方法
　一口量：多量・適量・少量（☆　口の大きさや機能に合っているかを評価する）
　介助の有無：自食・介助（☆　摂食方法や心理的配慮が適切かを評価する）
●口唇閉鎖
　安静時：－－・－・±・＋・＋＋（☆　－－：上唇が上方にそり返ってしまう　－：全く上唇が動かない　±：閉鎖はできないが閉じようとする動
　　　　　きがみられる　＋：時々閉鎖できる　＋＋：常に閉鎖できる）
　捕食時：－－・－・±・＋・＋＋（☆　－－：上唇が上方にそり返ってしまう　－：全く上唇が動かない　±：口唇でははさみ取れないが閉じよう
　　　　　とする動きがみられる　＋：何とか口唇ではさみ取ることができる　＋＋：しっかりと口唇で食物を取り込める）
　処理時：－－・－・±・＋・＋＋（☆　－－：上唇が上方にそり返ってしまう　－：全く上唇が動かない　±：閉鎖はできないが閉じようとする動
　　　　　きがみられる　＋：時々閉鎖できる　＋＋：常に閉鎖できる）
　嚥下時：－－・－・±・＋・＋＋（☆　－－：上唇が上方にそり返ってしまう　－：全く上唇が動かない　±：閉鎖はできないが閉じようとする動
　　　　　きがみられる　＋：時々閉鎖できる　＋＋：常に閉鎖できる）
●口角（頰）の動き
　ほとんど動かない・水平左右対称（☆　同時に引かれたり縮んだりする）・左右非対称複雑（☆　咀嚼側に引かれたり縮んだり複雑に動く）
●舌運動
　ほとんど動かない・前後（☆　舌が主として前後運動をしている）・上下（☆　舌を上下に動かすことができる）・側方（☆　舌を左右に動かすこ
　　とができる）
●舌突出
　安静時：＋＋・＋・±・－（☆　＋＋：常に口唇の外側へ突出する　＋：時々口唇の外側へ突出する　±：歯列の外側～口唇　－：歯列の内側）
　捕食時：＋＋・＋・±・－（☆　＋＋：常に口唇の外側へ突出する　＋：時々口唇の外側へ突出する　±：歯列の外側～口唇　－：歯列の内側）
　処理時：＋＋・＋・±・－（☆　＋＋：常に口唇の外側へ突出する　＋：時々口唇の外側へ突出する　±：歯列の外側～口唇　－：歯列の内側）
　嚥下時：＋＋・＋・±・－（☆　＋＋：常に口唇の外側へ突出する　＋：時々口唇の外側へ突出する　±：歯列の外側～口唇　－：歯列の内側）
●顎運動
　動き：ほとんど動かない・単純上下［マンチング］（☆　下顎が単純上下運動をしている）・移行（☆　単純上下運動から臼磨運動への移行的
　　　　状態）・側方臼磨（☆　下顎が側方運動を伴った咀嚼運動をしている）
　スプーン噛み：頻繁（☆　捕食時に常にスプーンを噛む）・時々（☆　捕食時に時々スプーンを噛む）・無（☆　捕食時にスプーンを噛むことはない）
　顎のコントロール：不良（☆　捕食時に下顎を上下に動かす）・やや良（☆　不良とも良ともいえない）・良（☆　捕食時に下顎を安定させる）

図 5-19　外部観察評価基準（金子ほか，1987．[27]より一部改変）（☆は評価の解説）

に，食べようとしない，泣くなどがみられることによって本来の嚥下を評価できないことがあり，保護者に介助してもらう場合もあります．

　撮影に際しては，体の変形や拘縮，筋緊張などがあると姿勢保持が難しく，検査台，椅子の工夫が必要となります（**図 5-20**）．多くの症例では，知的能力発達の遅れや肢体不自由のため指示による嚥下の開始が困難であり，撮影条件を規定した評価が難しいことが多くあります．口のなかに検査食を溜め込むこともあり，検査時間が必要以上に長くなる可能性も高くなります．検査食の味や食感に耐えられず，検査食を吐き出したり，むせや誤嚥を起こしたりすることもあります．検査に使用する造影剤は成人と同様に，硫酸バリウムが一般的です．誤嚥のリスクが高い場合は，低浸透圧非イオン性ヨード剤（イオメロン，イオパミロンなど）を希釈して用いることもあります．Ｘ線被曝による影響は，成人に比べて

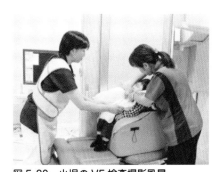

図 5-20　小児の VF 検査撮影風景

小児のほうが大きいため，照射時間の制限が重要となります．1 歳未満の乳児の液体摂取の検査では 60 ～ 90 秒以内，6 か月～ 3 歳の小児の離乳食摂取検査では 2 ～ 3 分以内が提唱されています[15]．

b. 小児の特徴

　乳児では，正常であっても舌を突出し，口を開けて嚥下する「乳児型嚥下」がみられます．障害児のVF を評価するうえでは，小児と成人の違いを理解

しておくことが大切です．解剖学的には乳児の中咽頭から下咽頭へかけての径が相対的に大きいこと，舌骨が前方位に位置し，かつ下顎に近いことが報告されています[29]．喉頭の位置は成人に比べて高く，軟口蓋と喉頭蓋が接触しています[30]．喉頭の位置は小児期から成長発達に伴って下降し，形状も変化していきます．菊島ら[29] によれば，乳児と成人の嚥下を明確な嚥下反射が生じてから比較した結果，もっとも特徴的な差異は嚥下反射の誘発時期であったと報告しています．成人では舌による食塊の咽頭への送り込み時と嚥下反射の誘発時がほぼ同時期であるのに対し，乳児では嚥下反射の誘発の遅れが認められました[29]．Kramer[31] は乳児型嚥下には二つのパターンがあり，液状食塊が咽頭に流入すると同時に嚥下反射が誘発されるパターンと，もう一つは液状食塊が咽頭に貯留してしばらく動きが休止してから嚥下反射が誘発されるパターンがあるとしており，菊島らの報告は後者のパターンと考えられます．このように乳児の場合，定型発達であっても嚥下反射惹起遅延と捉えられる所見を呈するため，正常と異常の判断は慎重を期する必要があります．

(2) 嚥下内視鏡検査（VE 検査）
a. 検査の注意点

　VE 検査も，VF 検査と並んで嚥下機能の評価に有用な精密検査の一つです．長所としては，VF 検査と異なり被曝がないため繰り返し行うことができ，装置の移動が可能でベッドサイドで簡便に施行でき，また実際に食べているものを用いてカメラでの直視下での観察評価が可能です．さらに重症児にみられる呼吸や唾液嚥下の問題についても観察することができます．短所としては，嚥下時の軟口蓋や舌骨の挙上，咽喉頭腔の収縮に伴い，ファイバーが咽頭壁に押しつけられるため，画面が一瞬真っ白になり嚥下の瞬間がみえない（ホワイトアウト）ので，嚥下中の誤嚥が確認できないことがあげられます．口腔期，咽頭期後半，食道期の観察はできません．さらにファイバーの挿入時にはある程度の不快感があるため，拒否的な反応が起こりやすいことも危惧されます．VE 検査では鼻腔からファイバーを挿入された状態で摂食嚥下動作を行わねばならず，通常の動きが評

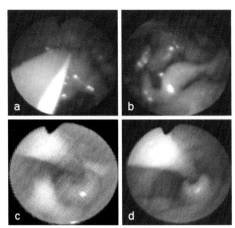

図 5-21　ダウン症候群児（咽頭部の変化）
a, b：4 か月児　c, d：8 か月児

価しにくいともいわれます．特に小児の場合は不快感を我慢して食べることが難しく，そのため誤嚥を起こす場合もあるので症例を選んで実施すべきです．

b. 小児の特徴

　乳児の嚥下の場合，食塊が咽頭に達してもなかなか嚥下運動が認められない場合でも，単純に嚥下反射惹起遅延とは診断できません．細川[32] は，摂食嚥下障害児を対象に VE 検査を行った結果，嚥下前に喉頭腔に唾液が貯留し，呼吸時に声門上・下を移動したり，唾液嚥下時に呼気とともに唾液の喀出が認められたりする所見が多かったと報告しています．

　喉頭軟化症を併発したダウン症候群の VE 検査では，経時的に改善されていく所見（**図 5-21**）をみることができました．またむせが多い脳性麻痺者の VE 検査（**図 5-22**）では，食塊形成不全が把握でき適切な食形態の変更が可能になりました．

5）摂食指導の実際
(1) 発達の原則

　小児の摂食指導において，発達の原則の考え方が重要です．摂食嚥下機能の発達には，以下の六つの原則があります[33]．子どもの障害や発達遅延の有無にかかわらずこの原則に従って発達が伸びていくと考えられ，これが摂食指導を行ううえでの基本的考え方となります．

a. 個体と環境の相互作用

　摂食嚥下機能の発達には，「個体と環境の相互作

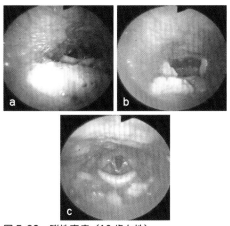

図 5-22 脳性麻痺（18 歳女性）
a：丸飲み状態 b：咽頭部に食塊残留
c：喉頭蓋谷に食塊残留
食塊形成不全を認める.

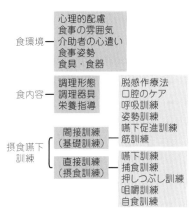

図 5-23 摂食指導の 3 本柱

用」が重要です. 子ども本人の「発達する力」と, 子どもを取り巻く「環境」からの刺激がバランスよく働きかけ合うことで, 発達に必要な感覚運動の統合がなされていきます.

b. 発達には最適な時期がある

摂食嚥下機能の発達には適切な時期があり, 年齢が低いほど内発的な力が強くなります. できるだけ早期からの介入が重要です.

c. 一定の順番がある

摂食嚥下機能は, ある一定の順番で発達していきます. 哺乳からいきなりすりつぶしの動き（咀嚼）が獲得されるわけではなく, 口唇を閉じたり, 舌が前後から上下, 左右へと動いたりすることができるようになってはじめて, 咀嚼の動きを獲得していきます.

d. 予行性がある

予行性とは Readiness のことです. ある動きが上手になると, 次の段階の動きに進みやすくなるといった状態を意味します. 先を急いで進めるよりも, 獲得されている現段階の動きを十分に行わせることが, その先の機能獲得を引き出すことにつながります.

e. 直線的ではない

発達は, 日々順調に進んでいくわけではなく, 階段を上がったり下ったり, あるいは螺旋階段を上が

るように伸びていきます. 今日食べられたものが明日には上手に食べられなかったり, あるいは次の日にはもっと難しいものが急に食べられるようになったり, といったことを繰り返しながら上手になっていきます.

f. 個人差が大きい

摂食嚥下機能の発達過程には個人差があります. これは機能面のみならず, 歯の萌出時期の違いや口腔形態の違い, 個人の性格や家庭環境による違いなど, さまざまな要因が影響するためです. したがって, 同じ月齢, 年齢で比較することは意味がありません.

以上のように, 発達には原則があります. 摂食指導では, 発達を理解したうえで, しかも「急ぎすぎない」ことが大切です. 子どもが現在獲得している機能段階に合わせ, 適切な刺激を与えながらしっかり機能を獲得させていくことが結局は機能獲得の早道となります.

（2）摂食指導の構成

生育歴や原疾患, 家族からの情報, そして外部観察評価, 精密検査の結果を総合し, 子どもの機能獲得段階, あるいは機能不全段階を見極めます. それぞれの発達段階に合わせて食事の調理形態や食器具, 食事姿勢, 介助方法などを指導していきます. 摂食指導は, **図 5-23** に示す「食環境指導」「食内容指導」「摂食嚥下訓練」から構成されています[34].

a. 食環境指導

①姿勢：食べるときの姿勢は, 緊張が強い場合に体

がリラックスするように反射抑制姿勢（ボールポジション）をとるようにします．頸部の角度は，嚥下しやすく，かつ誤嚥しにくいように適度に前屈させますが，体の変形などにより，子どもによって適切な姿勢は異なり，個々の調整が必要です．自食をしている場合には，テーブルと椅子の位置関係が重要です．

② 食器具：使っている食器具も機能に合わせる必要があります．特に，スプーンのボール部の深さや幅は，捕食機能に影響します．自食の機能に合わせてスプーンやコップ，ストローなどを使い分けるようにします．

③ 食事の雰囲気や介助者の心づかい：「食べる」という行為は，機能だけの問題ではありません．本人の食べる意欲を引き出すことが重要です．食事の雰囲気や，介助している人の心づかいにより，うまく食べられたり食べられなかったりすることにつながります．

b. 食内容指導と食べさせ方

適切な食事の形態は，摂食機能発達の勉強をするための教科書といわれます．まだ口の動きが発達していないのに，咀嚼を必要とするような硬い食物を与え，「噛んで」と願うのは無理のあることですが，このようなことはよくみられます．一方で，いつまでも軟らかい食物を与えていても摂食機能は発達しません．子どもの現在の摂食機能で食べられる形態の食事を与えながら，食べることの練習を併せて行っていくことで，摂食機能の獲得を促していくようにします．食事の内容を考える際には，食形態だけでなく，十分栄養を確保し身体の成長を促しながら，機能面の発達をみていくことも大切です．

c. 摂食嚥下訓練（次項参照）

6）摂食嚥下訓練

摂食嚥下訓練は，食物を使う直接訓練と，食物を使わない間接訓練の二つに分けられます．子どもの間接訓練の場合，多くは能動的な動きを行うことが困難なため，受動的訓練が中心になります．介助者の介助方法によって摂食嚥下機能は大きな影響を受けることから，適切な介助方法の指導が重要です．介助方法の指導は，直接訓練に含まれます．

摂食嚥下訓練においては，呼吸リハビリテーション，言語療法，理学療法，作業療法などが必要な場合が多くあります．小児科の主治医だけでなく，看護師，歯科衛生士，理学療法士，作業療法士，言語聴覚士，管理栄養士などの多職種で関わるチームアプローチが求められます．

（1）直接訓練：食事介助法

口唇や下顎の閉鎖が困難な場合，口唇・下顎介助が必要となります．介助の注意点は，食べるために動かす筋肉や関節の動きを阻害しないことです．介助で顔を支える際，頬骨と下顎下縁は筋肉が表面を覆っていないため，これらの部位には力を入れて触れても構いません．それ以外の筋肉は，摂食嚥下機能を発揮するために自由に動けるようにしておく必要があります．介助の際，誤った方向に向けて力を入れると筋肉や顎関節の動きを阻害することにもなりかねないため，正しい筋肉の付着位置や下顎の運動について理解しておく必要があります．

a. 前方からの介助（図 5-24）

子どもが頸定している，あるいは頭部が安定して固定されていれば，前方からの介助を行います．前方からの介助は子どもと介助者の顔がお互いにみえるので，子どもは安心しますし，介助者も子どもの口を観察しながら介助することができます．介助では，介助者の人さし指を子どもの下顎下縁に添え，親指をオトガイにあてて下顎のコントロールを助けるようにします．支える際，親指だけでは不安定なため，中指を横向きにし，下顎の左右を橋渡しするような形で行います．

b. 側方または後方からの介助（図 5-25）

子どもが頸定していない場合や，体動が激しい場合には，側方または後方から介助者の手をまわし，口唇・下顎を閉じる介助を行います．介助者の指は，薬指を下顎下縁に添え，中指を下唇，人さし指を上唇にあてて行います．この際，親指の付け根部分を頬骨にあてると安定しやすくなります．咬筋を抑え込まないように注意します．

（2）間接訓練（基礎訓練）

a. 感覚過敏の脱感作（⇒過敏の項参照）

過敏を取り除く訓練です．身体感覚の異常として，

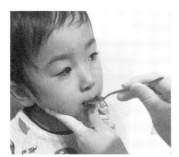

図 5-24　前方からの介助

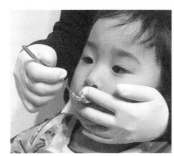

図 5-25　後方からの介助

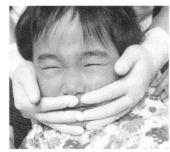

図 5-26　口腔周囲の脱感作

触れられることに対し，不快な強い刺激と受けとってしまい，嫌がったり泣き出したりすることがあります．これは中枢神経系の異常も一つの原因ですが，環境からの刺激が乏しく感覚統合がなされなかったことが原因ともされています．一般に，身体は末梢よりも中心のほうが敏感なため，口の周囲や口のなかに，もっとも過敏が残りやすいとされます．ただし，末梢でも手のひらや足底部は過敏性が強くみられます．過敏があると介助や訓練をしたくてもすべてが不快な刺激となり，さまざまな間接訓練を行うことができません．まずは過敏の除去が必要となります．

脱感作は，子どもが一番安心できる人が行います．はじめに，子どものどの部分に過敏が存在するかを確認します．具体的には「肩→腕→手，頬→下唇→上唇→口のなか」の順番でゆっくり触っていきます．過敏があるかどうかは，その部分に触れられた途端，顔をそむけたり，全身に緊張が走ったりするなどの反応で判断します．

脱感作を行う際には，いきなり一番敏感なところからは始めません．過敏のないところからゆっくり触っていきます．介助者の手のひらをしっかりとその部分に押し当て，ずらしたり離したりせずに，子どもの緊張が緩むまで圧迫し続けます．そして子どもの緊張が解けたら，ゆっくり離していくようにします（**図 5-26**）．

過敏の程度にもよりますが，過敏がとれるまでに数か月以上かかることもあるため，気長に行うことが大切です．

b．鼻呼吸の練習

食べるということは，「口」を使って食物を処理

するため，口のなかに食物が入っているときは鼻で呼吸しています．しかし，常に開口状態であると，鼻呼吸ではなく口呼吸になってしまっていることも多くみられます．その場合，鼻から呼吸する練習を行います．

鼻呼吸の訓練は，口唇と下顎を介助して閉じさせ，鼻の前に細くちぎったティッシュペーパーなど，風になびくものをあててみます．この状態で鼻から呼吸することを練習していきます．ただし，鼻疾患により鼻閉があれば物理的に鼻呼吸はできないため，はじめに鼻疾患の治療を優先させます．

c．筋刺激訓練法（バンゲード方式）

バンゲード法とは，デンマーク・コペンハーゲンのバンゲード小児病院（Children's Hospital in Vangede）の歯科医師 Dr. Bjorn G.Russell らによって開発された，障害児のための筋刺激訓練法です．その病院の院内指導書が，金子により 1977 年に日本に紹介されました．院内指導書には，筋刺激だけではなく，食内容，摂食姿勢，介助姿勢，食器具などの食環境についても示されています．

筋刺激法であるバンゲード法だけを行って摂食嚥下障害が治るわけではありません．バンゲード法は一つの刺激方法ですが，一つの手段でしかなく，そのほかに食環境，食内容などを調整することが重要とされています．ここでは，小児の摂食指導で頻用されている，バンゲード方式 I※ の受動的訓練法について示します．

※ **バンゲード方式 I**：主として口唇，頬，舌の各筋肉群を個別に刺激し，吸啜，嚥下，咀嚼のパターンを改善することを目的とします．本人の協力が得にくい，重度脳性麻痺児・者，精神発達遅滞児・者などを対象としています．

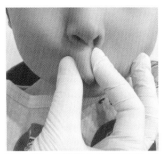
図5-27 口輪筋の走行に対して垂直方向に縮める

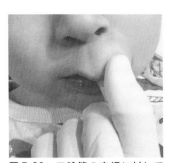
図5-28 口輪筋の走行に対して垂直方向に伸ばす

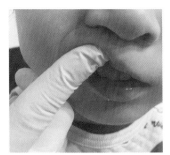
図5-29 口輪筋の走行に対して水平方向に縮める

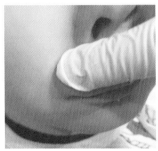
図5-30 口輪筋の走行に対して水平方向に伸ばす

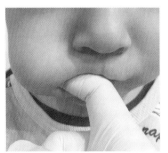
図5-31 頬の内側から筋肉を伸ばす

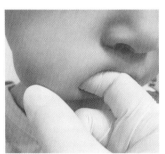
図5-32 頬筋を挟んで揉みほぐす

《受動的刺激法》

ⅰ．口唇訓練

①口唇をつまんで口輪筋を筋線維の走行に対して直角に縮めます（**図5-27**）.

②口唇と歯肉の間に人さし指を入れ，口輪筋を筋線維の走行に対して直角に，外側に膨らますようにします（**図5-28**）.

③人さし指を口唇の赤唇部にあて，口輪筋を筋線維の走行に対して平行に押し上げるようにして縮めます（**図5-29**）.

④人さし指を口唇の外側におき，口輪筋を筋線維の走行に対して平行に，前歯を押しつけるようにして押し下げます（**図5-30**）.

ⅱ．頬訓練

①人さし指を，頬が最も膨らむあたり，ちょうどえくぼのできるあたりに入れ，外側に膨らませます．このとき，口角を引っ張らないように気をつけます（**図5-31**）.

②人さし指をⅱ-①と同じ位置を狙って入れ，親指と一緒に頬筋を挟んで揉みほぐします（**図5-32**）.

ⅲ．舌訓練（口外法）

①オトガイ部に介助者の親指をあて，下顎の骨のすぐ後を人さし指でまっすぐに上に押し上げます．首が上を向いていると筋肉が突っ張ってしまって指が入らないので，少しだけ下顎を引き気味にするとリラックスして行えます（**図5-33**）.

ⅳ．舌訓練（口内法）：舌の前後運動の抑制

①舌が前方に出やすい場合に，抑制するための訓練として行います．スプーンの裏側を舌の先に押しあて，下の方に向かって押し下げます．

ⅴ．舌訓練（口内法）：舌の側方運動の促進

①すりつぶし（咀嚼）の動きのときには，舌が側方に動く必要があります．その動きを促すための訓練です．スプーンのボール部のくぼみを舌の前側方に押し当てて，反対側に向かって押し下げます．

ⅵ．ガムラビング（歯肉マッサージ）

嚥下反射が出にくい場合に，口のなかの感覚を高

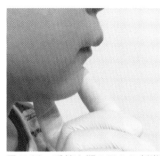

図 5-33　舌筋を顎の下から刺激
する

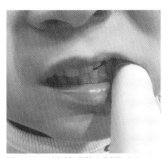

図 5-34　深部感覚を刺激する

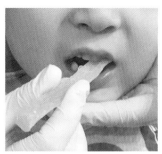

図 5-35　咀嚼の感覚を歯根膜感
覚に入力する

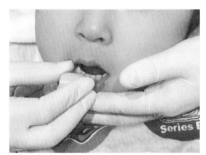

図 5-36　下唇の内側に味を塗る

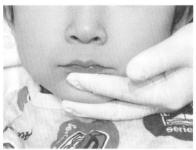

図 5-37　下唇を閉じさせて味を広がらせ
て嚥下を待つ

めるために行います．マッサージにより，刺激で唾液が出てくるため，出てきた唾液を飲み込む練習にもなります．

①口のなかを，上下左右に 4 分割して行います．

②介助者の指の腹を，歯と歯肉の境におき，敏感な中心から末梢へ向かってこすります．

③戻ってくるとき（末梢から中心へ）は，こすらずに力を抜くようにします（**図 5-34**）．

《その他の訓練》

ⅰ．咀嚼訓練

舌による押しつぶしの機能を獲得したあと，すりつぶし（咀嚼）の動きが出てこないような場合に咀嚼訓練を行います．

①パイナップルの芯やドライフルーツなど，簡単には噛み切れないような線維の強い食物を，スティック状に切ります．

②スティック状の食物の片方を介助者がしっかりと持ち，対象者の口の中央から臼歯の歯列に添わせて載せます．

③すりつぶす動きがなければ，介助者のもう一方

の手で対象者の下顎を支え，すりつぶし（咀嚼）の動きを誘導します（**図 5-35**）．

ⅱ．嚥下動作の誘発訓練

①口に食物をためて飲み込まないような場合，喉のところを下から上，または上から下へ向かってゆっくりさすります．通常は，刺激が終わってしばらくしてから，嚥下が起こるとされます．

ⅲ．味覚刺激法

嚥下反射の惹起が乏しい場合，あるいはこれから経口摂取を開始するような時期に，味覚刺激法を行います．

①下唇の内側に，飴の味（味物質）だけを塗りつけます．基本的には，舌に直接塗りつけることはしません．外部から順番に味を感じさせることで正常な口腔機能を引き出すためです（**図 5-36**）．

②口唇と下顎を閉じさせ，下唇を内側に押して介助します．

③味物質が口の奥に広がるにつれ，刺激唾液（おもに耳下腺と顎下腺から出てくる唾液）が出て

きます（**図5-37**）.

④出てきた唾液を, 下顎を介助して嚥下させます.

7）目標をどのように考えるか

摂食指導は発達療法の考え方を基本とします. しかし, 障害が重度な場合, 完全な定型発達の道筋を辿ることはまれで, ある部分は機能獲得したけれどもある部分は未獲得であったり, 異常な運動パターンを獲得してしまったりといったことが, 圧倒的に多くみられます. 発達の道筋を辿ることは重要ですが, あまりそこにこだわってしまうと, 食の楽しさそのものを見失ってしまう恐れがあります. 個々の子どもの状態をみながら発達を促すことが, 小児の摂食指導の重要な考え方になります.

在宅で生活している子どもでは, 経口摂取が進まないことも多くみられます. その場合でも, 摂食指導では何もできないということはありません. どんなに障害が重度であっても, ほんの少しの変化にしかみえない場合であっても, 子どもは必ず発達していきます.

「必ず発達していく」, この信念のもとに, 唾液の誤嚥を防ぐことや, 将来的に一部でも経口摂取を行うことの準備のため, 「いまできる何か」を行っていくことが求められているのです.

☆補足用語説明

1）気管喉頭分離術

嚥下反射が惹起しない小児などの誤嚥を起こしやすい症例に対し行われます. 喉頭の下で気道を塞ぐため生体からの声は出ません. しかし, 誤嚥の危険性はなくなります. 呼吸は気管切開孔から行います. 喉頭を食道と吻合する方法と, 喉頭下部で吻合し盲端を形成する方法の2法あります.

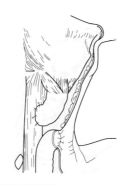 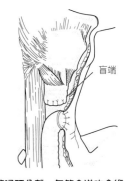

気管喉頭分離術
（Lindeman 変法）

気管喉頭分離・気管食道吻合術
（Lindeman 原法）

（Lindeman RC, Yarington CT, Sutton D：Clinical experience with the tracheoesophageal anastomosis for intractable aspiration. Otol Rhinol Laryngol, 85：609-612, 1976. を参考に作成）

2）経皮内視鏡胃ろう造設術
　（percutaneous endoscopic
　gastrostomy：PEG）

腹壁と胃壁を貫通させることで, 外部から直接胃に栄養を入れることができます. PEGによって作られた穴を"胃ろう"といいます. 経鼻経管栄養と違いチューブが太いのが特徴です.

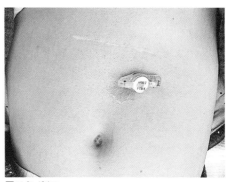

胃ろうボタン

第6章 事例（架空症例）

1—事例①

❶症例概要

6歳男児：アレキサンダー病1型

現 症： 生後よりけいれんを中心とする発作が頻発している．水頭症および頭蓋内圧亢進があり，精神運動発達遅滞を認める．体動はほとんどない．経鼻経管栄養，気管切開部より人工呼吸管理を行っている．発作のためにフェニトイン，クロナゼパムが処方されている．

生活状況： 持ち家（一戸建て）にて生活している．家族構成は父，母，妹（1歳）であり，小児科医師による在宅医療のほか，訪問看護師，ホームヘルパーによる支援を受けている．

❷経過および対応

訪問看護師からの依頼により，定期的な口腔ケアを実施することになった．まずは主治医，家族，訪問看護師から情報を収集し，全身状態を把握したうえで月に1度の訪問を開始した．口腔内は乳前歯の歯冠がみえるが，歯肉肥大のために歯冠の半分程度，乳臼歯部は咬合面がみえている程度である．下顎前歯部の唇舌側および臼歯咬合面に歯石の沈着を認めた．入眠時に唾液の嚥下が困難なことから唾液持続吸引を行っているが，夜間に頻回の吸引が必要で，家族の睡眠時間が不足している．

口腔ケアはモニタリングのもと，12Frカテーテルにて咽頭部の唾液を吸引しながら，絞ったスポンジブラシにて粘膜の清掃を行ったのち，吸引チューブのついた歯ブラシにてブラッシング，歯頸部のハンドスケーリングを実施している．PMTC後，フッ化物塗布を行った．家族および訪問看護師には，1日1回のスポンジブラシおよび吸引チューブつき歯ブラシによる清掃を依頼した．

唾液嚥下困難による頻回吸引に対し，持続吸引ポンプを用いているが，吸引チューブを固定するために上顎にマウスピース型チューブ保持装置を作製して対応している．

2—事例②

❶症例概要

3歳10か月男児：13トリソミー（両側性唇顎口蓋裂，先天性心疾患）

当センターの担当医から口腔ケア目的で紹介され，歯科を受診した．

主訴： 奥歯の溝が黄色くなってきた．

既往歴： 胎児発育不全にて在胎36週で出生，両側性唇顎口蓋裂，先天性心疾患，臍帯ヘルニア，低位鎖肛，両側多趾症，新生児遷延性肺高血圧症を認め，染色体異常の疑いで小児専門病院に搬送された．生後1日に臍帯ヘルニアおよび鎖肛手術を施行，のちに13トリソミーの診断を受けた．

その後，消化管穿孔を発症し，生後59日に人工肛門造設手術（人工肛門は生後5か月に閉鎖）施行，喉頭軟化，挿管困難，心疾患に伴う慢性呼吸不全から生後80日に単純気管切開術を受け，生後6か月で退院となった．その後も呼吸器感染症を繰り返し，また，経口摂取困難に対する経鼻経管栄養チューブの自己抜去も繰り返すとのことで，1歳11か月時に胃ろう造設術を施行された．先天性心疾患は，定期的にエコーにてフォローされている．

❷経過および対応

1）初診時の状態

①**呼吸状態：** 平常時のSpO$_2$は90％程度，寝入ったときで86％程度．人工呼吸器は夜間のみ使用．

②**栄 養：** 誤嚥を指摘されており，基本的に経口摂取はなく，胃ろうからの注入である．1日1回チョ

コレート，あんこ，バナナなどを味見程度に与えている．戸惑いもするがモグモグもする．

③ **口腔内診査**：DCA｜ACD，CBA｜ABCの乳歯を確認した．う蝕はないが全顎的に歯石沈着を認める．現在，歯ブラシは1回/日，経口摂取は味見程度で，口腔ケア1回/日のため，歯石はつきやすい状態である．上顎には両側性唇顎口蓋裂を認める．中間顎は不安定な状態で，動揺が大きい．

2）治療方針：口腔清掃方法について説明

① **3回/日のブラッシングを指導**：ブラッシング回数を増やすことで，口腔内への刺激を増やし，低下した自浄作用を補助できるよう心掛ける．ただし，清掃時間は家族の負担が増すことがないよう配慮する．また，患児にあった大きさ，軟らかさの歯ブラシを選択する．

② **上顎の顎裂部の対応**：前歯部のブラッシングは困難であればスポンジブラシやタフトブラシの使用を勧める．

③ **歯ブラシ・スポンジブラシの使用法**：何回も往復せず，奥から手前に引くように行うこと，歯ブラシ・スポンジは1〜2回ですすぎ，細菌を口のなかに残さないよう指示する．患児は誤嚥性肺炎を繰り返しており，口腔内細菌が気管から肺に入り込むことで肺炎の原因となりえることを説明し，口腔内の清潔を保つことの必要性を説明した．

3）今後のフォローについて

① **小児在宅歯科診療について**：3か月ごとの病院歯科受診のみでは，良好な口腔内の状態を維持することは困難であるが，頻回な歯科受診は患児や家族の負担が増し，望ましくない．また，ウイルス感染症等が増加する冬季は外出が困難となることもあり，在宅歯科医師による月1回以上の口腔ケアを依頼する．当センターにおける診療内容について在宅歯科医師と情報共有を行い，家庭環境や今後の成長発達に応じた口腔ケア方法に修正しやすい環境を整えるよう配慮する．

② **病院歯科としての対応**：当センターの他科受診も加味しながら，3か月ごとのリコール，口腔ケア，歯石除去を継続する．歯石除去，交換期乳歯の抜歯などの外科的処置の可能性も考え，後方支援病院としての機能を発揮する．

③ **嚥下機能訓練について**：小児専門病院リハビリテーション科にて嚥下造影検査（VF），嚥下内視鏡検査（VE）を行い，検査結果によっては嚥下機能訓練を開始する．

3—事例③

❶ 症例概要

1歳2か月男児（生後6か月で在宅移行）：脊髄性筋萎縮症1型．

歯科受診経験なし．在宅医の小児科医師より歯科介入の依頼あり，訪問歯科診療開始．

全身疾患・医療的ケア：慢性呼吸不全（気管切開24時間人工呼吸器管理），嚥下障害（栄養摂取はすべて胃ろうから．誤嚥性肺炎の既往はない）

主訴：舌苔が気になる．歯が生えてこない．

受診医療機関：Aクリニック小児科医師による訪問診療，訪問看護，訪問リハビリテーション（PT・OT），B大学病院（小児科・耳鼻科）

❷ 経過および対応

1）初回訪問時の様子

四肢麻痺のためベッド上で寝たきりの状態．全身の筋緊張は著しく低下しており，自力で四肢や体幹を動かすことはできなかった．乳歯は未萌出だが上下顎乳前歯部の歯肉は膨隆していた．舌背中央から後方にかけて舌苔が厚く付着していた．舌は攣縮しており，口腔の運動は認められなかった．嚥下反射は認められず，口腔内に持続吸引が留置されていた．口腔周囲筋は拘縮しており，口腔内に触れると著明な心拍数の上昇を認めた．

2）経過

まず，口腔過敏に対して脱感作を指導した．継続して脱感作を行うことで，口腔過敏は徐々に改善し，落ち着いて口腔ケアを受けられるようになった．口腔内診査時の心拍数上昇も認められなくなった．本児は口腔運動機能をほとんど獲得しておらず，廃用によって口腔周囲筋の拘縮がさらに進行することが予想されたため，口腔周囲のマッサージも口腔ケア

と合わせて指導した.

　1 歳 5 か月で下顎乳前歯の萌出を認めた. 口腔ケアの方法は, 過敏の程度や萌出歯の変化に応じて都度見直し, 家族だけでなく訪問看護師にも指導した. 舌運動がないためどうしても舌苔が付着しやすいが, 清掃方法を指導したことにより改善傾向となる.

　3 歳 5 か月より, 脊髄性筋萎縮症治療剤による治療（ヌシルセンナトリウムの髄注投与）が開始され, 定期的に B 大学病院に入院するようになった. 治療開始後から手関節, 足関節, 体幹の動きが認められるようになり, わずかながら口唇や下顎を動かすことができるようになっていった.

　また, 口腔周囲筋の拘縮も徐々に改善し, 口腔ケアやマッサージを受ける際の表情もよくなっていった. 3 歳 6 か月で乳歯列が完成したが, その頃から下顎乳前歯の動揺が始まった. 家族からは抜歯の希望がなく, また, ほとんど体動のない児のため脱落や誤嚥のリスクは低いと判断したため, 口腔ケアの際に脱落する可能性があることは伝え, そのまま経過をみることとした. 4 歳 7 か月時に訪問看護での口腔ケア中に下顎乳前歯が脱落したが, 事前に説明を受けていたので落ち着いて対応できたとのことであった.

4―事 例④

❶ 症例概要
　1 歳 7 か月女児（1 歳 3 か月で在宅移行）: 18 トリソミー（先天性心疾患）

　歯科受診経験なし. 訪問看護師から依頼があり, 訪問歯科診療開始.

全身疾患・医療的ケア: 先天性心疾患（心室中隔欠損症, 肺動脈絞扼術・動脈管結紮術後）, 嚥下障害（誤嚥性肺炎の既往あり, 胃ろう造設済み）, 肺高血圧症, 慢性呼吸不全（在宅酸素および夜間在宅人工呼吸器使用）

主 訴: 歯磨きを嫌がる.

受診医療機関: C クリニック小児科医師による訪問診療, 訪問看護, 訪問リハビリテーション（PT・ST）, D 大学病院（心疾患のフォロー）, E 病院（体調不良時の入院のためのバックベッド: 誤嚥性肺炎による入院歴あり）

❷ 経過および対応
1）初回訪問時の様子
　上下肢を動かすことはできるが, 定頸は不可. 鼻カヌラからの酸素投与 0.5L/min ありで, SpO$_2$ は 90 前後であった. 口腔内に触れると逃避行動を認めた. 口腔内は上下顎乳前歯部が萌出, 軽度の歯肉炎と少量の歯石沈着を認めた. これまで母親の行っていた口腔ケアはガーゼで口腔内を拭うのみだった.

2）歯科治療に当たっての注意点
① 呼吸状態について C クリニックの主治医に対診
　普段の SpO$_2$ は 92〜93％ほど（酸素 0.5L/min 使用）. 歯科処置中の酸素投与は 2L/min まで増量可能で, 許容できる SpO$_2$ の目安は 85〜95％であることを確認した.

② 先天性心疾患について D 大学病院の主治医に対診
　血行動態は安定しており, 歯科処置自体は可能. 観血的処置の際には感染性心内膜炎予防のための抗菌薬投与が必要であることを確認した.

3）経 過
　まず, 口腔過敏に対する脱感作を母親に指導した. その後, 歯ブラシで歯を磨くよう口腔清掃指導を行ったところ, 児も唇側のブラッシングは受け入れられるようになった. しかし, 乳歯の萌出が進むにつれて, 舌側や咬合面に歯ブラシが入るのを嫌がるようになっていった. この頃から母親の介護疲れが顕著となり, 「口腔ケアを行うことも負担」と感じるようになってしまった. 毎日の口腔ケアを十分に行うことができなくなり, 歯石沈着量も増えていった. 母からも「最近歯石がすごくついてきた」との訴えもあったため, 歯石除去を行うこととした.

　歯石除去にあたっては, 主治医からの指示どおり感染性心内膜炎予防のための抗菌薬を事前に服用してもらった. 誤嚥のリスクが高いため, 注水処置は避け, 手用スケーラーで歯石除去を行うこととした. 処置の際には体動コントロールが必要だったため, バギー上で姿勢を保持した状態で歯科衛生士が徒手抑制を行った. また, 家庭用の吸引器よりも吸引力

の強いポータブルユニット付属のバキュームを用いて確実に吸引操作を行った．処置中は酸素投与を増量し，パルスオキシメーターで呼吸状態を監視した（主治医から伝えられた目安の85％以下になったらアラームが鳴るように設定した）．呼吸状態が不安定であったため，無理をせず，なるべく短時間で処置を終えるようにした．

間歇的なSpO_2の低下は認められたが，休憩を頻回にとることで回復した．歯石除去等の負担の大きな処置を行った日には在宅医や訪問看護に連絡して体調のフォローを依頼したが，歯科処置後に体調を崩すことはなかった．

その後，訪問看護師にも口腔ケアを行ってもらうよう指導した．また，訪問歯科診療の間隔を短くし，歯科衛生士による専門的口腔ケアの介入を増やすようにした．母親の介護負担感については訪問看護師とも情報を共有し，「児の状態が安定せず，入退院を繰り返す」，「SpO_2が低下し，アラームが頻回になって休めない」など，精神的，身体的負担感が大きいときにはなるべく医療者が関わる頻度を増やし，落ち着いてきたら母親自身がケアを行うことができるように支援した．徐々に母親自身で十分な口腔ケアを行うことができるようになり，歯石沈着も以前より減少した．児も口腔ケアを受け入れられるようになってきており，良好な口腔内環境を維持することができている．

参考資料

●保険算定について（2021 年 11 月 1 日時点）

小児在宅患者訪問口腔リハビリテーション指導管理料（450 点）

　　2018（平成 30）年度診療報酬改定において，「質の高い在宅医療の確保，在宅等で療養する患者の口腔機能管理の推進」を目的に，小児在宅患者訪問口腔リハビリテーション指導管理料が新設されました．これにより，小児在宅歯科医療の位置づけが明確化されたといえます．

☆通院困難な小児に対する歯科訪問診療を充実させる観点から，口腔衛生指導や口腔機能管理等を包括した評価を新設（2018 年）

〔算定要件〕
①歯科訪問診療料を算定した 15 歳未満の患者であって，継続的な歯科疾患の管理が必要なものに対して，当該患者の口腔機能評価に基づく管理計画を作成し，20 分以上必要な指導管理を行った場合に月 4 回に限り算定
②患者等（家族を含むものであること）に対して，歯科疾患の状況および当該患者の口腔機能の評価結果等を踏まえた管理計画について説明
　対象患者：口腔機能の発達不全を認めるもの，口腔疾患または摂食機能障害を有するもの
　目　　的：口腔衛生状態の改善，口腔機能の向上および口腔疾患の重症化予防
③小児在宅患者訪問口腔リハビリテーション指導管理料を算定した月において歯科疾患管理料，歯科特定疾患療養管理料，歯科疾患在宅療養管理料および在宅患者訪問口腔リハビリテーション指導管理料は別に算定できない．

〔包括範囲〕（以下については包括されるため別に算定できない）
・歯周病検査，摂食機能療法，歯周基本治療，歯周基本治療処置，在宅等療養患者専門的口腔衛生処置，機械的歯面清掃処置

〔加算〕
・かかりつけ歯科医機能強化型歯科診療所加算　　　　　**75 点**
・在宅療養支援歯科診療所加算 1　　　　　　　　　　　**125 点**
・在宅療養支援歯科診療所加算 2　　　　　　　　　　　**100 点**

文 献

第 1 章　小児在宅歯科医療の必要性

1) 厚生労働省：平成 30 年我が国の人口動態〜平成 28 年度までの動向〜. 13, 2018.
https://www.mhlw.go.jp/toukei/list/dl/81-1a2.pdf
2) 埼玉医科大学総合医療センター小児科（奈倉道明, 田村正徳, 医療法人財団はるたか会　前田浩利）：厚生労働科学研究「医療的ケア児に対する実態調査と福祉・保健・教育等の連携に関する研究」平成 29 年度報告.
https://www.arai21.net/wp-content/uploads/2018/06/⑦厚労省科学研究 H29 年度報告書 .pdf
3) 厚生労働の現場から　医療的ケアが必要な子どもと家族が, 安心して心地よく暮らすために―医療的ケア児と家族を支えるサービスの取組紹介―. 厚生労働省政策統括官付政策評価官室 アフターサービス推進室, 2018.
https://www.mhlw.go.jp/iken/after-service-20181219/dl/after-service-20181219-01.pdf
4) 日本医師会小児在宅ケア検討委員会：平成 28・29 年度小児在宅ケア検討委員会報告書. 平成 30 年 3 月.
http://dl.med.or.jp/dl-med/teireikaiken/20180404_4.pdf
5) 文部科学省：学校における医療的ケアの必要な児童生徒への対応について. 文部科学省初等中等教育局特別支援教育課.
https://www.mhlw.go.jp/file/06-Seisakujo-uhou-12200000-Shakaiengokyokushougaihoken-

fukushibu/0000147112.pdf
6) 大島一良：重症心身障害の基本問題. 公衆衛生, 35（11）: 4-7, 1971.
7) 山田美智子, 鈴木康之：超重症児, 準超重症児の概念と対応. 江草安彦監修, 重症心身障害療育マニュアル, 第 2 版, 医歯薬出版, 東京, 19, 2005.
8) 佐々木日出男：事例から学ぶ疾患別看護の手引き―在宅重症心身障害児（者）訪問事業―. 東京都衛生局, 5-6, 1995.
9) 特殊教育の改善に関する調査研究会：「重度・重複障害児に対する学校教育の在り方について（報告）」. 5-6, 1975.
10) 山田美智子, 鈴木康之：超重症児, 準超重症児の概念と対応. 江草安彦監修, 重症心身障害療育マニュアル, 第 2 版, 医歯薬出版, 東京, 158-164, 2005.
11) 厚生労働省ホームページ：医療的ケア児等とその家族に対する支援施策.
https://www.mhlw.go.jp/stf/seisakunitsuite/bunya/hukushi_kaigo/shougaishahukushi/service/index_00004.html
12) 高井理人, 大島昇平, 中村光一, 他：在宅人工呼吸器を使用する重症心身障害児に対する訪問歯科診療についての検討. 小児歯誌, 55：382-389, 2017.

第2章　小児在宅歯科医療の期待・展望

1) 小方清和：多摩地区における小児在宅歯科医療の支援システム構築と医療連携. 公益財団法人 在宅医療助成 勇美記念財団 2015年度（後期）一般公募「在宅医療研究への助成」完了報告書, 2017.
http://zaitakuiryo-yuumizaidan.com/data/file/data1_20170406114455.pdf
2) 厚生労働省：平成28年（2016年）医師・歯科医師・薬剤師調査の概況. 2016.
https://www.mhlw.go.jp/toukei/saikin/hw/ishi/16/
3) 高井理人, 大島昇平, 中村光一, 八若保孝：在宅人工呼吸器を使用する重症心身障害児に対する訪問歯科診療についての検討. 小児歯科学雑誌, 55 (3)：382-389, 2017.
4) 小方清和, 田村文誉, 小坂美樹, 横山雄士編：子どもの歯科訪問診療実践ガイド 多職種と連携して小児在宅歯科医療をはじめよう. 医歯薬出版, 東京, 128-131, 2019.

第3章　小児在宅歯科医療を実施するための基本的知識

1) 江草正彦, 中村全宏：歯科口腔外科疾患. 江草安彦監修, 重症心身障害療育マニュアル, 第2版, 医歯薬出版, 東京, 260-264, 2012.
2) 緒方克也：障害者歯科の医療面接. 日本障害者歯科学会編, スペシャルニーズデンティストリー障害者歯科, 第2版, 医歯薬出版, 東京, 277-279, 2017.
3) 小方清和：多摩地区における小児在宅歯科医療の支援システム構築と医療連携. 公益財団法人 在宅医療助成 勇美記念財団 2015年度（後期）一般公募「在宅医療研究への助成」完了報告書, 1-6, 2015.
4) 柿木保明：口腔症状. 森崎市治郎, 緒方克也, 向井美惠編集：障害者歯科ガイドブック, 医歯薬出版, 東京, 125-128, 2002.
5) みずほ情報総研株式会社：在宅医療ケアが必要な子どもに関する調査. 平成27年度障害者支援状況等調査研究事業報告書, 2016.
6) 文部科学省初等中等教育局特別支援教育課第一係：学校における医療的ケアの実施に関する検討会議の中間まとめについて, 2018.
https://www.mext.go.jp/a_menu/shotou/tokubetu/material/__icsFiles/afieldfile/2018/06/26/1406380_01.pdf
7) 厚生労働省障害保健福祉部：喀痰吸引等指導者マニュアル（第三号研修）. 平成24年度喀痰吸引等指導者講習事業（第三号研修指導者分）資料, 2012.
https://www.mhlw.go.jp/seisakunitsuite/bunya/hukushi_kaigo/shougaishahukushi/kaigosyokuin/dl/manual_all.pdf
8) 医療的ケア児に対する実態調査と医療・福祉・保健・教育等の連携に関する研究（平成28年度厚生労働科学研究費補助金障害者政策総合研究事業）
9) 藤岡 寛, 涌水理恵, 他：在宅で重症心身障がい児を養育する家族の生活実態に関する文献検討. 小児保健研究, 73：599-607, 2014.
10) 日本医師会小児在宅ケア検討委員会：平成28・29年度小児在宅ケア検討委員会報告書, 2018.

第4章　小児在宅歯科医療の診療体制

1) 東京都福祉保健局障害者施策推進部居住支援課編：訪問看護師のための重症心身障害児在宅療育支援マニュアル. 第2版. 東京都生活文化局広報聴部都民の声課, 2015.
2) 菅 武雄：在宅歯科医療まるごとガイド. 永末書店, 京都, 2013.
3) 可児徳子, 高阪利美：歯科予防処置論・歯科保健指導論の概要. 全国歯科衛生士教育協議会監修, 最新歯科衛生士教本 歯科予防処置論・歯科保健指導論. 第1版, 医歯薬出版, 東京, 2-5, 2015.
4) 弘中祥司：訓練法のまとめ（2014版）. 日摂食嚥下リハ会誌, 18：71-73, 2014.
5) 町田麗子, 田村文誉, 他：在宅訪問における重症心身障害児の摂食機能療法の必要性. 障歯誌, 37：61-65, 2016.
6) 国立感染症研究所：日本の予防接種スケジュール.
https://www.niid.go.jp/niid/images/vaccine/schedule/2021/JP20210802_01.pdf
7) 一般社団法人日本環境感染症学会：医療関係者のためのワクチンガイドライン第3版.
http://www.kankyokansen.org/uploads/uploads/files/jsipc/vaccine-guideline%EF%BC%BF03.pdf
8) 満田年宏監訳：医療現場における手指衛生のため CDC ガイドライン. 国際医学出版, 東京, 2003.
9) 一般社団法人日本環境感染学会：日本環境感染学会教育ツール Ver.3（感染対策の基本項目改訂版）.
http://www.kankyokansen.org/modules/education/index.php?content_id = 5（参照 2019/05/10）
10) 一般社団法人日本循環器学会：感染性心内膜炎の予防と治療に関するガイドライン（2017年改訂版）.
http://www.j-circ.or.jp/guideline/pdf/JCS2017_nakatani_h.pdf（参照 2019/05/10）
11) 環境省：在宅医療廃棄物の処理に関する取組推進のための手引き.
https://www.env.go.jp/recycle/misc/gl_tmwh/（参照 2019/05/10）
12) 日本医師会：在宅医療廃棄物適正処理ガイドライン（平成20年2月）.
http://dl.med.or.jp/dlmed/doctor/haiki/guideline.pdf（参照 2019/05/10）
13) 国立感染症研究所：小児感染症.
https://www.niid.go.jp/niid/ja/route/child.html（参照 2019/05/10）
14) 高井理人：【小児訪問歯科診療の重要性について考える】小児在宅歯科医療の実態について札幌での取り組みから. 小児歯科臨床, 23：21-27, 2018.
15) 町田麗子, 田村文誉, 児玉実穂, 他：在宅訪問における重症心身障害児の摂食機能療法の必要性. 障歯誌, 37：61-65, 2016.
16) 竹本 潔：重症心身障害児者の呼吸障害とその対応. 重症心身障害の療育, 13：155-163, 2018.
17) Ogasawara T, Watanabe T, Hosaka K, et al.：Hypoxemia due to inserting a bite block in severely handicapped patients. Spec Care Dentist, 15：70-73, 1995.
18) 安東信行, 小笠原 正, 植松紳一郎, 他：歯科診療体位による気道狭窄への影響（第2報）MRI からみる狭窄部位の検討. 障歯誌, 34：98-103, 2013.
19) 榎勢道彦：【こどもの排痰　はじめの一歩】（Theme 5）重症心身障害のあるこどもへの排痰ケア　筋緊張亢進を主症状とする場合. 呼吸器ケア, 14：1080-1083, 2016.
20) 塚田昌滋, 山崎宗廣, 向後利昭, 他：重症心身障害児（者）のリハビリテーション及び QOL の向上に関する研究　QOL

　　向上のためのリハビリテーションと療育の開発に関する研究．厚生省精神・神経疾患研究委託費による研究報告集（平成12年度），245，2002．

21）東條　恵：重症脳性麻痺乳児への上田法　短期治療で何がどう変わったか　2　症例での経験．脳と発達，30：75-79，1998．

22）東京都福祉保健局障害者施策推進部居住支援課編集：訪問看護師のための重症心身障害児在宅療育支援マニュアル．第2版，77-79，92，114，2015．

23）日本障害者歯科学会編集：スペシャルニーズデンティストリー　障害者歯科．第2版，医歯薬出版，東京，60-63，2017．

24）萩野　浩：重症心身障害児の骨粗鬆症．重症心身障害の療育，5：201-205，2010．

25）小川勝彦：重症心身障害児者における骨粗鬆症とその対策．重症心身障害の療育，9：177-190，2014．

26）横井広道：【重症心身障害2―全身合併症・併発症，療育・社会的支援】ピンポイント小児医療　全身合併症・併発症の診断・治療・管理　骨粗鬆症と骨折の予防．小児内科，47：2101-2104，2015．

27）横井広道，梅木雅彦：重症心身障害児（者）病棟における骨折に関する全国調査．医療，70：102-105，2016．

28）松岡夏子，阿南揚子，内尾明博，他：重症心身障害児に合併した骨折の特徴．日本小児整形外科学会雑誌，25：273-276，2016．

29）岡本侑子，松井史裕，永井秀之，他：骨脆弱性を伴う重症心身障害児（者）に対する経口アレンドロネートの長期投与の検討．日本重症心身障害学会誌，43：129-136，2018．

30）加賀佳美，石井佐綾香，黒田　格，他：重症心身障害者の骨粗鬆症に対する静注用alendronateの有用性．脳と発達，49：113-119，2017．

31）中島　務，山木健市：重症心身障害者における気道狭窄の画像評価．日本気管食道科学会会報，69：248-254，2018．

32）小西　徹：重症心身障害のてんかん　特殊性と長期的戦略　重症心身障害児（者）におけるてんかんの合併と発作予後．日本重症心身障害学会誌，35：41-47，2010．

33）寺田清人，鈴木菜摘：【もう慌てないけいれん・てんかん発作時の対応・治療・日常生活支援までバッチリわかる！】てんかん発作時の対応．Brain Nursing，33：1150-1155，2017．

34）日本神経学会監修，「てんかん診療ガイドライン」作成委員会編：てんかん診療ガイドライン2018．医学書院，東京，78-81，2018．

35）大元浩明，大松泰生，檜皮谷朋子，他：新型インフルエンザウイルス感染による横紋筋融解症の1例．小児科臨床，64：261-265，2011．

36）長井咲子，臼田東平，鳥越克己，他：神経疾患　痙直型アテトーゼ型脳性麻痺に発症した悪性症候群の1小児例．小児科臨床，55：1623-1626，2002．

37）尾上幸子，前野敏光，名越淑子，他：マイコプラズマ肺炎に筋炎（ミオグロブリン尿）を伴った男児1例．小児科臨床，43：2302-2305，1990．

38）Noguchi I, Ohno H, Takano K, et al.：Fatal hyperthermia due to dental treatment. Oral Surg, Oral Med, Oral Pathol, Oral Radiol Endod, 101：e61-64, 2006.

39）高山直樹，網中眞由美，森　那美子，他：重症心身障害児（者）施設における呼吸器感染症対策の実態調査．日本環境感染学会誌，33：213-219，2018．

40）森　みずえ，山本満寿美，千田好子，他：重症心身障害者（児）の歯垢内日和見病原菌の検出状況を指標とした口腔ケアの評価．日本環境感染学会誌，25：91-98，2010．

41）白石一浩：神経筋疾患で長期入院中の気管切開を受け人工呼吸器を使用している患者における呼吸器感染症の原因微生物同定の試み．医療，72：105-109，2018．

42）川人智久，江川善康，吉田　誉，他：【重症心身障がい児（者）の外科】気管腕頭動脈瘻発症時の治療経験とその予防的手術．小児外科，49：1092-1096，2017．

43）Jones JW, Reynolds M, Hewitt RL, et al.：Tracheo-innominate artery erosion：Successful surgical management of a devastating complication. Ann Surg, 184：194-204, 1976.

44）高見澤　滋，西島栄治，津川　力，他：【再手術，再々手術　病態の再発要因と再手術時の工夫】喉頭気管分離術後の合併症と再手術．小児外科，37：1041-1046，2005．

45）荒木　聡，玉川公子，越智友子，他：重症心身障害児・者の呼吸・嚥下障害に対する喉頭気管分離・気管食道吻合術．発達障害医学の進歩，58-64，2002．

46）遠藤尚文，佐野信行：重度心身障害を有する難治性誤嚥患児に対する喉頭気管分離術の検討．日本小児外科学会雑誌，39：923-928，2003．

47）森下大樹，佐久間康徳，山下ゆき子，他：重症心身障害児（者）における誤嚥防止術後の気管腕頭動脈瘻に関する検討．日本耳鼻咽喉科学会会報，121：215-221，2018．

48）久貝忠男：気管腕頭動脈瘻4例の検討．日本血管外科学会雑誌，13：691-694，2004．

49）河本勝之：【重症心身障害児（者）の医療的ケア】［第5部］気管切開術・喉頭分離術の長期管理のポイント．難病と在宅ケア，22：20-23，2017．

50）田浦康明：【重症心身障碍児者の医療的ケア】［第2部］小児領域における気管切開術・喉頭気管分離術と長期管理のポイント．難病と在宅ケア，23：10-12，2017．

51）近藤陽一：【小児在宅医療のエッセンス―必要な知識・技術から緩和ケアまで―】在宅医療に必要な技術・管理方法　気管切開の管理．小児科診療，79：233-237，2016．

52）鹿野真人：【気道確保!!】気管切開術後の管理　合併症とその対策・予防．JOHNS，29：1715-1720，2013．

53）高橋保彦：【重症心身障害2―全身合併症・併発症，療育・社会的支援】ピンポイント小児医療　全身合併症・併発症の診断・治療・管理　気管切開の管理と注意点．小児内科，47：2032-2036，2015．

54）難病情報センター―筋ジストロフィー（指定難病113）．http://www.nanbyou.or.jp/entry/4522．

第5章　小児在宅歯科診療の実際

1）髙井理人，大島昇平，他：在宅人工呼吸器を使用する重症心身障害児に対する訪問歯科診療についての検討．小児歯誌，55：382-389，2017．

2）町田麗子，田村文誉，他：在宅訪問における重症心身障害児の摂食機能療法の必要性．障歯誌，37：61-65，2016．

3）日本障害者歯科学会編：スペシャルニーズデンティストリー　障害者歯科．第2版，医歯薬出版，東京，2017．

4）多摩小児在宅歯科医療連携ネット：問診票（ご家族記入用）．http://tamashou-shika.com/monshin.pdf（参照2019/05/10）

5）前田真治：リハビリテーション医療における安全管理・推進のためのガイドライン，The Japanese Journal of Re-

habilitation Medicine, 44：384-390, 2007.
6）加藤　篤：重症心身障害児（者）の栄養摂取方法と口腔内細菌数の検討. 日重障誌, 43：143-148, 2018.
7）米山武義：誤嚥性肺炎予防における口腔ケアの効果. 老年歯学, 38：476-477, 2001.
8）折口美弘, 宮野前健：重症心身障害児・者の死亡時年齢からみた死因分析. 国立医療学会誌, 56：476-478, 2002.
9）眞木吉信：「口腔ケア」って何ですか？. 老年歯学, 32：422-425, 2018.
10）老年歯科医学会編：口腔機能管理・口腔ケア・口腔健康管理. 老年歯科医学用語辞典, 第2版, 医歯薬出版, 東京, 90-91, 2018.
11）日本歯科医学会編：口腔ケア・口腔機能管理. 日本歯科医学会学術用語集, 第2版, 医歯薬出版, 東京, 190, 2018.
12）栗木みゆき：在宅での口腔ケアのシステムと流れ. 玄景華編集代表, スペシャルニーズのある人へ　ライフステージを考えた口腔ケア, 一般財団法人口腔保健協会, 東京, 73-77, 2018.
13）玄　景華：口腔ケアと注意点. 玄景華編集代表, スペシャルニーズのある人へ　ライフステージを考えた口腔ケア, 一般財団法人口腔保健協会, 東京, 263-266, 2018.
14）尾本和彦：摂食・嚥下障害の原因. 金子芳洋監修, 尾本和彦編, 障がい児者の摂食・嚥下・呼吸リハビリテーション―その基礎と実践, 医歯薬出版, 東京, 127, 2005.
15）尾本和彦：障がい児の摂食機能発達の特徴. 金子芳洋監修, 尾本和彦編, 障がい児者の摂食・嚥下・呼吸リハビリテーション―その基礎と実践, 医歯薬出版, 東京, 39, 2005.
16）金子芳洋：全身発達との関係. 金子芳洋編, 食べる機能の障害―その考え方とリハビリテーション, 医歯薬出版, 東京, 58-59, 1987.
17）大岡貴史, 石川健太郎, 田角　勝, 向井美惠：障害児の摂食機能障害と粗大運動発達との関連性について. 障歯誌, 26（4）：648-657, 2005.
18）村田尚道, 有岡享子, 綾野理加, 石田　瞭, 沼本庸子, 小林幸生, 瀬尾達志, 森　貴幸, 江草正彦：障害児における摂食・嚥下機能の発達段階と全身状態との関連について. 障歯誌, 34（4）：609-615, 2013.
19）水上美樹, 田村文誉, 松山美和, 菊谷　武：ダウン症候群児の粗大運動能と摂食に関わる口腔異常習癖との関連. 障歯誌, 36（1）：17-24, 2015.
20）金子芳洋：悪循環. 金子芳洋編, 食べる機能の障害―その考え方とリハビリテーション, 医歯薬出版, 東京, 60, 1987.
21）金子芳洋：口腔感覚の異常. 金子芳洋編, 食べる機能の障害―その考え方とリハビリテーション, 医歯薬出版, 東京, 56-57, 1987.
22）向井美惠：摂食機能療法―診断と治療法―, 障歯誌, 16：145-155, 1995.
23）石井一実, 千木良あき子, 大塚義顕, 綾野理加, 向井美惠：手づかみ食べにおける手と口の協調の発達（その1）食物を手でつかみ口に運ぶまでの過程. 障歯誌, 19：24-32,

1998.
24）千木良あき子, 石井一実, 田村文誉, 向井美惠：手づかみ食べにおける手と口の協調の発達（その2）捕食時の動作観察と評価法の検討. 障歯誌, 19：177-183, 1998.
25）田村文誉, 千木良あき子, 水上美樹, 石井一実, 向井美惠：スプーン食べにおける「手と口の協調運動」の発達（その1）捕食時の動作観察と評価法の検討. 障歯誌, 19：265-273, 1998.
26）西方浩一, 田村文誉, 石井一実, 千木良あき子, 向井美惠：スプーン食べにおける「手と口の協調運動」の発達（その2）食物を口に運ぶまでの過程の動作観察と評価法の検討. 障歯誌, 20：59-65, 1999.
27）金子芳洋：付図. 金子芳洋編, 食べる機能の障害―その考え方とリハビリテーション, 医歯薬出版, 東京, 144-151, 1987.
28）尾本和彦：臨床評価. 金子芳洋監修, 尾本和彦編, 障害児者の摂食・嚥下・呼吸リハビリテーション―その基礎と実践, 医歯薬出版, 東京, 133-136, 2005.
29）配島弘之, 配島桂子, 山田好秋, 向井美惠, 野田　忠：エックス線テレビによる9か月乳児の嚥下動態の観察―乳児嚥下と成人嚥下の比較―. 日摂食嚥下リハ会誌, 1：33-44, 1997.
30）Morris SE, Klein MD：Pre-Feeding Skills-A Comprehensive Resource for Mealtime Development. 2nd ed, Therapy Skill Builders, Tuscon, Arizona, 2000.
31）Kramer SS：Special swallowing problems in children. Gastointestinal Radiology, 10：241-250, 1985.
32）細川賀乃子：ビデオ内視鏡検査. 金子芳洋監修, 尾本和彦編, 障害児者の摂食・嚥下・呼吸リハビリテーション―その基礎と実践, 医歯薬出版, 東京, 182-183, 2005.
33）向井美惠：正常摂食機能の発達. 金子芳洋編, 食べる機能の障害―その考え方とリハビリテーション, 医歯薬出版, 東京, 9-10, 1987.
34）金子芳洋：付図. 金子芳洋編, 食べる機能の障害―その考え方とリハビリテーション, 医歯薬出版, 東京, 152, 1987.

〈口腔内診査：参考書籍〉
1）杉本健郎：医療的ケアはじめの一歩　介護職の「医療的ケア」マニュアル. 第2版, クリエイツかもがわ, 京都, 2010.
2）松石豊次郎, 北住映二, 他：医療的ケア研修テキスト. クリエイツかもがわ, 京都, 2006.

〈摂食嚥下リハビリテーション：参考図書〉
1）金子芳洋, 菊谷　武監修, 田村文誉, 楊　秀慶, 西脇恵子, 大藤順子著：上手に食べるために. 医歯薬出版, 東京, 2005.
2）田村文誉著：小児の摂食嚥下障害. 伊藤元信, 吉畑博代編, 言語治療ハンドブック, 医歯薬出版, 東京, 291-312, 2017.

おわりに

　（一社）日本障害者歯科学会診療ガイドライン作成委員会は，障害や病気のある患者さんへの歯科診療の普及と医療の質と安全確保のために，診療ガイドラインや手引きの作成を行っています．この小児在宅歯科医療の手引きの作成・配布も，在宅療養児への歯科的支援の普及・啓発を目的としています．この手引きは時代の要請のもと，すでに小児在宅歯科診療において先進的な取り組みを実施されている歯科医師の先生方の協力も得て，当委員会が取りまとめました．在宅療養小児の現在の状況にあったデータや情報を盛り込むとともに，小児在宅歯科医療の実際に行っていただけるよう，これまで経験のない歯科医師の先生方をはじめ多くの方々に分かりやすく読みやすいように，記述内容や構成にも工夫しています．小児在宅医療について歯科の立場で初めてとなる手引きであり，これからの歯科医療が担うべき新たな役割を示しているものと考えます．

　今後，様々な場面で小児在宅歯科医療を実施する必要性が増していくと考えます．この手引きが，歯科医療職と居宅，施設や病院で多くの時間を過ごす子どもたちやご家族が出会う際の参考となり，地域における小児在宅歯科医療の円滑な実施に役立つことを期待しています．

診療ガイドライン作成委員会　副委員長　村上旬平

小児在宅歯科医療の手引き   ISBN978-4-263-44649-2

2021年12月25日　第1版第1刷発行

	一般社団法人
編　集	日本障害者歯科学会 診療ガイドライン作成委員会
発行者	白　石　泰　夫
発行所	医歯薬出版株式会社

〒113-8612　東京都文京区本駒込1-7-10
TEL.（03）5395-7638（編集）・7630（販売）
FAX.（03）5395-7639（編集）・7633（販売）
https://www.ishiyaku.co.jp/
郵便振替番号 00190-5-13816

乱丁, 落丁の際はお取り替えいたします.　　　　　　印刷・真興社／製本・榎本製本